放纵饮食法

饮食法

Feast But Fit

修贤 著

中国农业出版社

北　京

CONTENTS

受益人推荐

> 我因为个子小，加上长期焦虑，身材偏胖一直让我压力很大。在我的印象中，我好像一直在减肥。我尝试过拔罐、运动、16+8、5+2、中药热敷肚子，等等。这些减肥法要么就是要求我少吃，要么就要求我坚持高强度运动，我体质不好，根本承受不住。坦白地说，这些方法让我每一天都过得很煎熬。所以，这些尝试基本上都是以失败告终，而且反复减肥也让我的情绪越来越崩溃。

> 偶然的机会刷到了修贤老师，了解了放纵饮食法。我抱着最后一次尝试减肥的心态，开始用放纵饮食法减肥。和以往的减肥经历不同，我每一顿都吃饱吃好了！我认为吃饱吃好非常重要，因为减肥不是一件容易的事情，而使坚持变得很容易是能够减肥成功的重要前提。我很满意现在的状态，甚至会期待明天吃什么。如果你也想要改变目前的状态，不妨也给自己一个机会。

—— 叶青　电商品牌渠道负责人　长沙　29岁

> 从2020年开始我就一直在减肥，但很多次都中途放弃了。自从学习了修贤的放纵饮食法，我最大的收获是认识到了减肥是细水长流的事。我是小基数，短时间内体重确实没有太大的变化，但在这期间，周围的人都说我整个人的状态由内而外发生了变化，看上去年轻了很多。希望我能一直保持现在的状态，一步一步成为更好的自己。

—— 麦兜兜　客户经理　兰州　35岁

❝ 一直以来，我因大体重而自卑，家族遗传肥胖让我从小就超重。从上小学起父母就督促我减肥，但我因为自制力比较差屡屡失败。十几年来，节食、大量运动都不见成效。尤其是中考后体重达105公斤，连军训服都穿不上。高考那段时间，我压力很大，脸上长了满了痘痘，还失眠，情绪变得更差了。上了大学后，我很羡慕其他女生可以穿好看的衣服，于是下定决心按照修老师的放纵饮食法减肥。仅21天，痘痘几乎消失，皮肤变好了，睡眠也有了很大的改善，有时能轻松入睡且质量提升。同时，我的食欲也稳定了许多，不再像从前那样馋高碳水的油炸食品，不饿时能控制自己不吃。减脂营带给我的远不止体重变化，还有皮肤、睡眠、心态、生活习惯和观念的全方位改变。减肥仿佛成了我的意外之喜，真心感谢修老师的放纵饮食法。

—— **秋刀鱼　　学生　　潍坊　　18岁**

❝ 我非常认同放纵饮食法的一拳法则，因为我按照这个方法，真正了解了食物和我的身体之间存在着合作关系。当我开始慢慢地了解食物之后，我对食物的选择拥有了更多的主动权，而不是被动地被食欲裹挟。当我想享受美食的时候，我不再过度地担忧它会带给我怎样的负担，而是会考虑如何调整它带给我的影响。现在，我的体态比之前更轻盈，我每天都在轻松愉悦的状态下迎接清晨，和之前相比，我在户外的活动不再疲劳。现在的我更深刻地理解了什么是"I'm what I eat"，我也更加尊重食物，爱惜自己了。

—— **小东　　银行职员　　深圳　　33岁**

    放纵饮食法真的是一种符合人性、能长久坚持的减肥方法，用了这个方法后，我觉得这辈子我都胖不起来了。在遇到放纵饮食法之前，我曾经靠节食减肥10公斤，但是"姨妈"出走、反复暴食、走路乏力，最后没办法坚持又反弹了，而且比之前更胖，非常伤身体。现在的我把以前45公斤时的衣服一件件的都穿了回来，心态和精神也变好了，越来越爱拍照，也越来越热爱生活了，我每天都在研究低卡美食——原来青菜都超级好吃！

    我很赞同修老师"慢就是快"的观点，只有健康地瘦下来才能实现这辈子的最后一次减肥，能坚持执行的减肥方法才能实现减肥这个目标，靠极端方法短期快速掉秤仅是数字上的"减重"，身材围度没变化的"减重"是没有意义的。而放纵饮食法就是这个能坚持的方法，我用这个方法瘦下来后也带着身边的朋友一起健康饮食，她们也都收获了完美的身材。我希望更多的朋友能加入，在减肥路上少走弯路，让我们一起学会和食物和平共处，实现阅己、悦己、越己。

—— 蔷薇　行政管理　广州　36岁

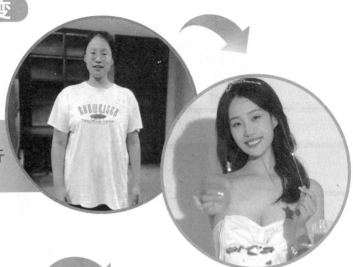

栗子

上班族
体重-12.7公斤
腰围-24厘米

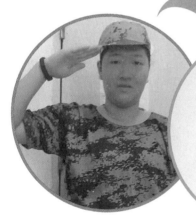

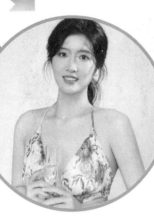

困困

体育老师
体重-20公斤
腰围-28厘米

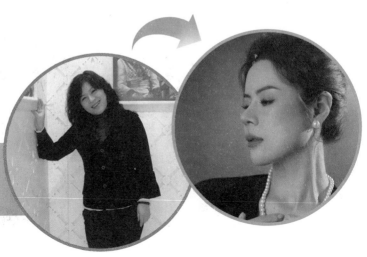

陈倩

品牌主理人
体重-7.5公斤
腰围-8厘米

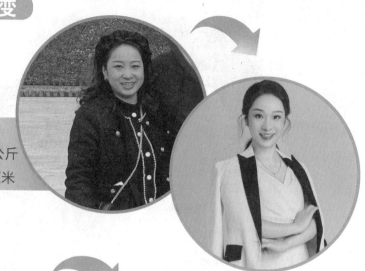

思思

上班族
体重-9.3公斤
腰围-12厘米

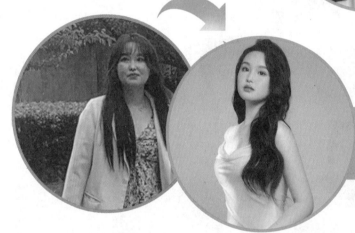

雪鹅

音乐剧演员
体重-6公斤
腰围-12厘米

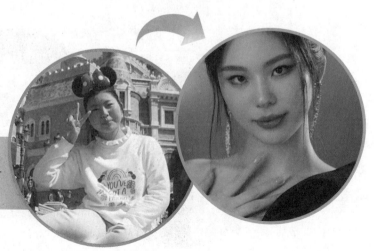

Rebecca

数学老师
体重-21.5公斤
腰围-8厘米

放纵饮食法

01.

你想成为
怎样的自己

减肥是一件令人苦恼的事吗？

当你把它放得足够大的时候，它就是。

我很理解你在经历了屡战屡败之后的每一次决心重启，都需要消耗自己的耐心和信心。为了确保你的"最后一次减肥之旅"能够顺利，在启航之前，我们需要从心理到身体都做好准备。首先，我们需要从平心静气地与自己对话开始。

你，为什么减肥？

也许你觉得我的目标很明确啊，"一定要减到多少斤"，那我们再追问一下，为什么需要减到这个目标？我们在这一章想要解决的就是这个问题。下个决心很难吗？这就像一名运动员站在起点，比赛开始时冲出去的一刹那并不难，但为了保证到达目标，这个目标就必须是合情合理、力所能及的，且是跟自己的预期真正保持一致的。简单来说，就是"我应该""我可以""我愿意"。

对应到减肥这件事上，"我应该"是指在科学的指标上，你的目标设立在哪里是合乎健康标准的；"我可以"就是落实到执行上，确保你的计划是合理的、有效的；而"我愿意"就是指你的目标是你认真问过自己，确认是自己想要的。

磨刀不误砍柴工，起跑之前，我们还需要热身。

减肥从来都不是冲着某个具体的数字来的，而是为了更好的自己、更好的生活。如果你认为减肥可以帮助你更接近它，那就让我来帮助你达成愿望吧。

我的"黑历史"，
都藏在"仅自己可见"中

现在的我，腰围不到60厘米，拥有马甲线，被很多人羡慕。但这一切，并不是生来就有的。很多女生初次接触到我的放纵饮食法时，会觉得法则里面说的每一点，都是在针对自己。她们问我：修贤，你怎么像是在我这里装了监控一样，我为什么想减肥，又为什么想放弃，甚至心里是怎么犯嘀咕的，你都一清二楚。其实，在网络上看过我早期视频的朋友，都知道这里面的缘由。我早就讲过自己的减肥故事，我是不折不扣的从一名小白，历经过减肥的各种坑，走过了"暴食"和"过度运动""仅自己可见"的多段减肥"黑历史"，通过不断地尝试，找到正确的减肥方法，才走到今天的。

如果把时间定格在我上大学之前，体重困扰完全不存在于我的字典里。那时的我，身高160厘米，体重始终在45公斤以下，按我妈的话说，"咱家没胖人，你胖不起来，胖也不会胖到哪里去。"万万没想到，随着全新的大学生活的到来，脱离了父母照管的生活让我的饮食完全失控。我经常成箱成箱的往宿舍买零食，尤其是巧克力，我哥知道我爱吃，给我寄了整整一箱！每天晚上硬是要往嘴里塞几颗巧克力才会去洗漱睡觉，9点半下了晚自习，各种炸鸡、炒河粉成了宵夜的必选。过年回家，亲戚们都说，"你的脸现在怎么这么圆了？"直到站上体重秤，我才猛然发觉：短短几个月，我竟然已经从45公斤飙升到了51.5公斤！这个数字刺激了我，大一下学期一回到学校，我就开始了人生的第一次减肥。

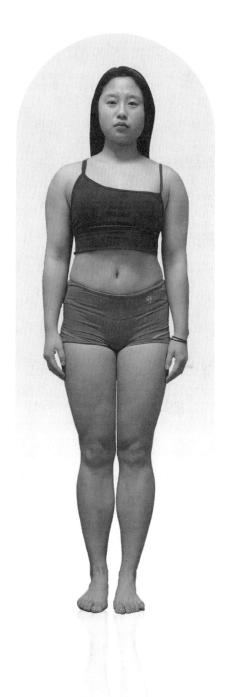

1 第一次减肥：1天只吃1顿饭，差点把自己送进医院

虽然没有经验，但本着"少吃多动"的原则，我给自己制定的减肥策略是每天只吃1顿饭，而且一有时间就去健身房。跑步、瑜伽课、单车课，我样样都不落。两个多月下来，我从51.5公斤瘦到了44公斤，足足减了7.5公斤的体重，我觉得自己太牛了！但随之而来的就是一场高烧。

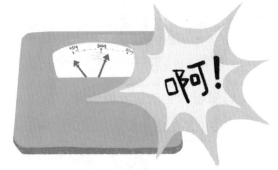

我身体发热到40℃，躺在宿舍床上起不来，朋友差点儿把我送去医院。我一向身体好，很少发烧，这突如其来的发热让我有点儿害怕。我躺在床上想了很久，难道是前段时间的节食导致抵抗力下降？

生病期间我恢复了正常饮食，理所当然，体重也反弹了。眼看着从44公斤涨到了48公斤，我发现自己控制不住食欲，尤其是对面包、蛋糕、冰淇淋之类的食物，我完全没有抵抗力。更让我担心的是，我的"大姨妈"在其后的3个月都不见踪影。我妈知道了这个情况后带我去看了老中医，靠着连续好几个月的中药调理，我的生理期才恢复正常。

2 第二次减肥：管不住嘴，我努力"迈开腿"

既然管不住嘴，我就从"迈开腿"寻找突破吧！在我频繁去健身房的过程中，我发现我越来越喜欢运动了。为了能再一次瘦下去，我学着网上的运动博主，在力量训练的基础上增加了空腹晨跑。那段时间真是自律啊！每天早上7点起床，去学校操场跑步，空腹跑完吃早饭，9点准时到健身房报到，一练就练到中午12点，这种生活整整持续了一个学期。那时我的体重虽然没有瘦回44公斤，但因为肌肉含量提高了，整个人显得紧致了很多。也是因为这段经历，我后来考取了国际四大认证之一的美国运动委员会ACE证书，这也奠定了我后来选择事业方向的基础。

3 第三次减肥：备赛＋毕业，在节食和暴食之间横跳

做健身这一行在家人眼里可不是一条正经路。因为父母不支持，我偷偷向老舅借了考证书的钱，每周在保定和北京两地往返，住宿费和伙食费只能靠兼职。大四下学期，我开始做兼职私人教练。为了做出点成绩给家里人看，我报名参加了北京的大学生健身健美比赛。因为备赛，我开启了第三次减肥。

与其说是备赛，不如说是开始了一次更加严格的节食减肥。当时，我对如何备赛一窍不通，只想着把体重减下来。那时的每日作息是每天早上起来空腹爬楼梯，31层楼上下 5～6 趟，然后自己准备一天的饭。那会儿已经有"减脂餐"的概念了，但是我错误地认为吃主食会胖，饮食就基本以鸡胸肉和一些蔬菜为主，主食吃得很少甚至几乎不吃，然后上午去学校做毕业论文的实验，下午去健身房上班，没有课的时候就自己训练，晚上10点下班。

每天强大的训练量，加上热量和营养严重不足，我发现每次路过超市和小吃摊的时候，总是会忍不住多看几眼，后来发展到一旦闲下来，满脑子想的全是吃！吃！吃！终于有一天，我没忍住，冲进超市一口气买了好几个面包然后全吃了。吃的时候既开心又焦虑，最后决定增加当天的训练强度，让自己消耗得更多，然后第二天再逼自己吃得更少。我以为这样能让心里的负罪感轻一点，但往往压抑几天后，总会迎来一次大爆发。就这样反反复复，有时候吃多了压力大，我甚至会想办法强迫自己吐出来一部分。

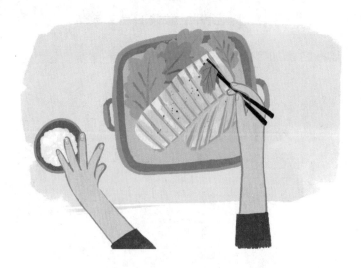

那次比赛我获得了比基尼小组第五名的成绩。比赛结束了，训练也暂停了，我全身心地投入到毕业论文中。之前严格控制的饮食一旦放松，索性完全不控制了，直到顺利毕业。当我拿到自己毕业照上的照片时，才发现自己已经胖成了一堵墙。

4 第四次减肥：没有找到症结，每一次都只是在重复失败的轨迹而已

毕业后，我听从父母的意见，找到了一份国有企业的工作。我到单位做的第一件事就是办了一张健身卡。我自己做饭，并且保持着高强度的训练，打算好好努力，对毕业时失控的体重做一些调整。但其实，我并没有从前三次减肥失败中吸取教训，也没有觉得自己的饮食有问题，只是觉得自己不够自律而已。很快，可怕的暴食又一次来了。

这次不仅仅是吃得太过，还伴有情绪上的问题。在国有企业做客服的那段时间，每天都感觉自己像个垃圾桶，所有的负面情绪都汇集到我这里，再加上本来就不喜欢这份工作，心情更加烦躁。再一次，我选择通过"吃"来宣泄。一包一包的零食，一堆一堆的蛋糕，一边责备自己为什么要吃，为什么忍不住吃东西，一边机械性地往嘴巴里塞东西，塞到完全吃不下才停止，然后又暗自发誓第二天绝对不能再这样下去。可是这是暴

食啊，根本不是自己能够控制的，最严重的几次是当晚独自在房间吃完东西转头就去卫生间，用手抠着嗓子眼把能吐的都吐了出来。胃是空了，但当我抬头看到镜子里的我，却哭了。脸部浮肿，眼袋上还渗出零散的出血点，嗓子沙哑，牙齿被胃酸腐蚀得很涩，红血丝充满整个眼睛，再看一眼刚刚被自己吐出来的食物残渣，我在想，我不会一辈子都这样了吧……现在回想起来，都感觉像是一场噩梦。

5 第五次减肥：打破恶性循环，走上科学饮食的正途

不管是让我抵触的工作，还是让我失望的体重，都让我觉得我不能再这样生活下去了。我想到了第一次备赛时的指导老师炎龙，当时他给了我很多帮助。与炎老师联系后他告诉我，他正在一家健身创业公司工作，也很乐意再次帮助我。我告诉他我需要再参加一次比赛，我希望这是一个筹码，如果赢了我可以说服我爸妈，让他们相信这个行业是健康而且有前途的。

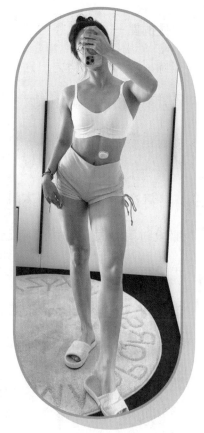

因为有了老师的帮助，这次的饮食系统健康了很多。我终于不再只吃水煮菜和无油

炒菜了，也不再不吃或极少吃主食了，我很清晰地感知到身体在这个过程中越来越好。这是我第一次认识到营养的重要性。虽然偶尔还是会控制不住，但因为上一次减肥催吐带来的可怕后果，这一次再也不敢了。哪怕多吃了一次，也要学会调整心态，不让自己轻易崩溃。最终，那次比赛我拿到了小组第四名，但更重要的意义是我开启了良性循环模式下的进步。

赛后，我接触到了老师所在的健身创业公司，公司崭新的理念和高涨的创业热情也激励了我，这才是我想要的工作和生活！我更加相信，这个行业会朝着更好的方向发展，我暗自下定决心——辞职，来长沙！

6 找到了适合自己的生活

从回家宣布辞职到来长沙，我花了半年时间。父母极力反对，全家出动，每个人轮流给我做思想工作。直到一天晚上，我大娘对我说了一句，"你这样做，对得起大家吗？"经过了一夜的反复思考，我突然想通了：我不辞职可以对得起所有人，但是我对不起自己。

顶着巨大的压力，我开始了在长沙的全新生活。我拼命地工作，从教练培训主管做到了培训导师。在这个过程中，我接触了众多和我当初一样，在屡次减肥中尝试了错误的方法，甚至把身体搞垮的人。我当时在想能不能有一种方法，能免除大家走错路的痛苦，让减肥变成一件快乐的事？我有意识地继续学习营养学知识，这一次，我不仅想让自己彻底摆脱暴食，恢复正常的规律饮食，更想变成一道光，带领和曾经的我一样陷入迷茫的女生，为她们照亮这条荆棘密布、身心俱疲的减肥之路。

跟很多女生一样，我也会莫名地给自己很多压力，比如一定要瘦到多少斤、一定要达到什么样的身材等。越是自我要求高，越会斤斤计较，给自己制造很多的压力。所以我"自救"的第一步，就是先放弃自己追求的轻体重和好身材，让自己重新找回吃饭的快乐，享受吃下去的每一口食物。我不给自己设限，想吃就吃，再用最投入的状态进行训练。这样坚持一段时间后，我发现自己对以前喜欢的甜品、零食没那么大兴趣了，并且一日三餐吃得很满足，虽然体重有轻微上涨，但整个人的状态是非常好的。后来在学习营养学的过程中我才知道，原来这一切都归于营养的满足。以前我节食、极端的饮食方式会导致营养和热量不足，热量不够尤其是碳水化合物摄入过少，就会导致情绪暴躁，失去自控力，营养不足会，最终导致身体激素紊乱从而影响身体代谢，所以我才会一直减肥失败。

"自救"持续了一段时间后，体重——我不再去过度关注它了，它竟然降下来了，并且这一次保持了很久很久。复盘以后我发现我现在的饮食结构跟以前完全不同，以前吃东西只会在乎是不是好吃，从来不会在意热量，不会去关注配料表，而我现在的每一餐都离不开蔬菜，在外面吃饭点餐也是先把蔬菜点了，再去看其他的菜，去超市买东西也一定是先了解配料表，每天还告诉自己喝够量的水是很有必要的……

你可能会想：这样的生活多累啊！但我却觉得这样的生活让我很享受，享受自己喜欢的食物，享受自己对身体的掌控，享受自己有更多的精力去感受生活，享受自己不再为身材焦虑的日子。

7 初心不变，我还是想做那道光

2020年4月，我在某平台发布了"明星营养师修贤"的第一条视频，没想到视频当晚在平台上就被刷爆了，几百万的播放量，一晚涨粉十几万，当时还在训练的我看到粉丝不断上涨，还以为是手机出了问题。随之而来的各种评论让我意识到，原来大家对于营养和科学减肥的认识真的不够，这也更加坚定了我普及营养学知识的决心。我知道一开始就讲吃饱还能瘦，大家肯定接受不了，

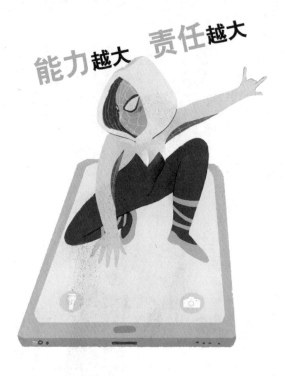

能力越大 责任越大

所以在后来的日子里，我就从点到面，先讲多喝水，再讲多吃肉以及如何将汉堡吃成减脂餐，不停地打破大众认知。一开始评论区都在说不可能，甚至有非常多质疑的声音，但也有一部分人抱着试试看的心态去尝试。慢慢地我们的内容越来越丰富，尝试的人越来越多，从中受益的人和支持的声音也越来越多。

现在，我在全网的粉丝量已经达到了千万了。由于视频的局限性以及粉丝量越来越多，我慢慢地发现单靠一条视频是没有办法把知识点讲透的，并且每个人的饮食习惯、身体情况、减肥经历都不同，没办法做到一条视频适用于所有人。比如在一些教看配料表的视频下面，总有人在问某某东西能不能吃，于是我开始思考还有什么更贴近、更有针对性的方式可以服务到大家呢？我组建起专业的营养师团队，研发了减脂营课程，结合营养学知识将自己以及带明星减肥的经验都梳理出来，整合成大众在减肥过程中一定要了解的营养知识，做成视频内容，并且配合相应的运动视频，形成一套完整的理论，真正做到减肥"7分吃，3分练"。这套方法论可以根据每个人的饮食习惯给出饮食调整的建议，哪怕是吃外卖、食堂，大家都可以吃成减脂餐。结束了第一次的21天课程后，我们得到了热烈的反馈，我一下子信心满满，意识到吃瘦这件事是真的帮助了她们。

现在，我和我的营养师团队已经帮助了累计超过58万人，但这个数字跟有减肥意愿却在网络上五花八门的减肥法面前陷入迷茫的人数比起来，太微不足道了。出版一本关于《放纵饮食法》的书籍是我思考了很久的事情，尽管很多人说，你不怕它跟你网上的流量冲突吗？坦白地说，这不是没有可能，但我更在意的是网上信息纷乱复杂，辨别真假也有门槛，如果这本书可以作为你生活里随时随地的朋友，有需要的时候可以随时查阅，在你迷茫的时候可以给你信心，做你减肥路上的同路人；如果它能够帮助你避开我曾经走过的弯路，那就值得。希望我的"黑历史"公之于众的时候，就是大家走在科学减肥的光明大道之时。

减肥对他们更容易吗——
我带明星减肥实录

　　明星减肥，一直是网络上的热门话题。对于有减肥需求的女生来说，一方面出于好奇，很想看看大众眼中"好身材"的样板到底是怎么塑造而成的；另外也会生出"减肥就是要花钱花时间，我没有这样的条件"的感慨。作为帮助明星做身材管理而被很多人认识的"明星营养师"，我要说：明星减肥虽然要面临很多特殊情况，但其中的原因和经验，其实也是可以被我们普通人借鉴的。

　　让我来还原一下带明星减肥的真实经历，你们就能理解了。

　　带明星减肥难吗？我个人觉得：难且容易。容易是在于他们确实更有条件找到专业的人来帮助自己减肥，难点则在于他们的工作存在着各种不确定因素。说件让我印象比较深刻的事吧，2020年，我初带涛哥减肥，我跟随他的一次节目录制，从下午开始一直等到凌晨5点多才结束。其间不确定什么时候开始录制，所以大家都不敢轻举妄动。时值夏天，因为录制的地点没有冰箱，我不能带做好的饭菜，怕会馊掉。节目录制现场位置又偏僻，没什么外卖，为了保证涛哥的营养摄入，我和他的经纪人好不容易找到一家新疆羊肉串店，买到了优质的蛋白质和一些蔬菜，结果买回去后，节目马上要开始录制了，涛哥还是没能吃上。这种情况对于身为营养师的我来说，它会提醒我更关注他每周的营养总量而不是某一天。后来我的明星减脂营为什么执意要配真人营养师来服务，就是因为我知道普通人在生活中，其实也会遇到很多突发事件，那么就需要专业的人来针对性地解决。

明星减肥，主要说两位大家比较熟知的代表：涛哥和何大宝。他们也正好各有代表性，情况很不一样。

1 涛哥：边实践边总结，是他见证了放纵饮食法的出炉

2020年初，涛哥想减肥，考虑到他是有训练要求，并且饮食上也需要专业的人来调整，公司就找到了当时在做培训导师的我。通过我和涛哥整体地了解，我们达成了共识：要健康且可持续地瘦下来。当时他的情况是工作时经常体力跟不上，对营养饮食的认知比较少，因为工作经常需要出差，吃饭时间不规律。

在全面了解了涛哥的工作和生活，做完整体的评估后，我给他制定了全面的训练和饮食计划。

训练上，我在保证他力量训练的基础上，还增加了心肺训练，在出差的空档期还会建议他去外面做有氧训练。后来，涛哥的反馈是现在录节目哪怕时间长，也比之前感觉轻松多了。所以，心肺和有氧训练对于工作需要体力消耗的人来说是十分重要的。

饮食上，我做的改变和调整会更多。他之前的减脂饮食主要是吃蔬菜沙拉，整体的热量摄入比较低，且他跟大多数减肥的人一样，为了在特定一段时间完成目标就会多吃沙拉，但结果是目标完成了一旦恢复以往的饮食习惯后，体重又会回弹到原来的状态。这是不可持续的。

和涛哥一样，很多减肥小白不理解：我明明那么努力，为什么体重不能保持稳定？

底层原因是：想要自己持续健康地瘦下来，真正要做的是在减肥的过程中建立健康的饮食习惯。习惯建立起来了，体重才能保持稳定。

饮食的第一步：多喝水

涛哥本身的喝水习惯是很好的，但是忙起来就会忘记，所以我就给他安排了一个能随身携带的大水壶，后来那款水壶也在明星圈风靡一时，他逢人就推荐。

第二步：保证营养素的同时，吃符合他胃口，他爱吃的食物

涛哥跟我一样是东北人，在减脂餐中我就经常安排东北炖菜、凉拌菜、拌饭、牛肉馅饺子、玉米面窝窝头等，我做的东北菜减脂餐甚至还得到了涛妈的认可。

第三步：外食指导

遇到出差的情况，酒店早餐、火锅、烧烤、外卖也能吃成减脂餐。

第四步：放纵自如

我记得涛哥经常说一句话，"不能吃的吃一口"。其实在减肥的过程中可以吃自己爱吃的东西，不需要极端克制，还可以持续坚持下去。

最后他整体减重15公斤，关于他"肉眼可见瘦了"的词条也频繁上热搜。可能在很多人看来他并没有瘦很多，前后对比没有多么夸张，但每个人的减肥需求是不同的。在我看来，能够保持良好的状态和心态，比体重快速下降要重要得多。最近一次见到涛哥，他还在跟我讨论怎样能够让大众学会健康地吃，同时也能享受美食。对于我来说，这段经历不仅是一个减肥成功的案例，它也是在我一边实践一边总结的过程中，参与到放纵饮食法里共创的伙伴，意义重大。

2 何大宝：集齐女生减肥 hard 模式，她每一关都闯过了

何大宝应该是所有减肥女生的缩影了。出道即开始减肥，年轻的时候节食，每天只吃火龙果、黄瓜。做妈妈之后，因为身材问题也是频繁上热搜。她甚至在社交媒体上改签名放话：不下两位数，不改签名。结果这个签名一用就是好几年。我对她减肥过程中印象最深刻的一幕，还是刚开始的阶段。我们一起开会的时候，刚好是她吃饭的时间，她开心地说，"第一次是别人看着我在吃饭，还能吃得这么饱。"我就知道，这次她跟着我一定能减下来，因为这一次，是她完全不同于以往的、快乐的减肥。

当时何大宝的基本情况是这样的：小基数60公斤，三胎妈妈，向心性肥胖（苹果型身材），体重4年无变化，有10年以上减肥史。因为极端减肥，肠胃功能较弱，睡眠质量较差。何大宝给自己定下的目标是：体重下百，身形上能有明显的变化。

如果说在指导涛哥的时候，我的放纵饮食法还算是"摸着石头过河"，在经过了3年的实践和思考后，面对何大宝的情况，我已经能预判她减肥过程中可能出现的各种波折，做到心里有数。所以，我也尝试着在执行的每一步，先对她做好心理预期的管理，这样不仅能建立我们的信任关系，更是对她负责，保证减肥效果能持续有效。

在大多数女生看来，一旦开始了减肥计划，就意味着要开始饿肚子，要开始疯狂运动了，相应的，女生们也会期待每天的体重都能下降。我给何大宝做的第一阶段目标计划是：改善睡眠、改善肠道健康、修复腹直肌分离训练，附带减重。我要让她的身体水平和代谢水平都恢复到健康状态，才能让接下来的减重过程更加顺利。这个步骤非常必要，但也需要一个前提，就是减肥的人必须很信任你的营养师，否则就会容易心态失衡，因为下降的体重不如预期就会感觉失望而放弃。但如果她能接受引导，沉下心来体会，就一定能感知自己身体的变化，这就是减肥最好的开始——你与自己的身体建立了对话。

一边抓饮食，一边抓运动，我给何大宝制定了3个阶段的减肥计划。

第一阶段

按照放纵饮食法的基础结构去吃，建立健康的饮食习惯。主食以高饱腹的天然燕麦片和对消化负担小的白米饭为主，早餐增加了蛋白粉（消化利用率高且能容易地摄入更多蛋白质），饮水量为每天3升（何大宝原本的饮水习惯也很好）。

何大宝是贵州人，有一次她从老家回来，带了一大包辣椒面然后问我，"这个我能吃吗？"我回答说，"能！必须能吃！"当时我跟指导她日常饮食的肖教练商量，特地设计了适合她"贵州胃"的菜式，让她既能控制热量，又能吃到美味的家常菜。后来在整个减肥过程中，这种菜式成为了她吃的次数最多，也是后来在网上被人效仿最多、红极一时的"何大宝烫菜"。

何大宝之前的体检结果显示身体缺乏维生素D，所以我给她做了这方面的补充，还增加了镁元素，帮助她调整肠道和睡眠状况，又增加了B族维生素来提高她的能量代谢。

为了解决她最在意的"小肚子"，我给她安排了腹直肌修复训练和全身消耗性力量训练。何大宝在这方面是个好榜样，她的力量训练坚持得很好，状态始终很积极。所以，女生也不要怕做力量训练哦，适量增加肌肉量会让能量代谢提高，瘦下来后也更紧致、有线条。

第二阶段

因为体重只是缓速下降，有时甚至停住，何大宝在体重上有了些许焦虑。她问我，"我不会一直就是58公斤了吧？"我说，"身体调整好了，平台过去了，很快就会迎来体重下降的高峰期。"果然，在第二阶段的饮食调整后，高峰期来了！

这一阶段，我根据何大宝的运动量和身体反馈做了相应的调整（因为每个人的情况不同，为免误导，这里就不分享具体的参数了）。有时候她的工作量很大，没有办法保证训练，我便建议她有意识地增加日常消耗。比如，每天尽量走15000步。虽然她要兼顾减肥和工作，很辛苦，但她却得到了良好的反馈，她坚持的动力又增强了。身边的朋友、家人都看到了她身材的变化，连家里人都在她的影响下变瘦了。那段时间，何大宝每天都在感慨：修神，你们就是在做善事啊！何大宝还请我帮忙推荐营养方面的书籍，她想要让自己的孩子也吃得更健康。

冲刺阶段

"授人以鱼，不如授人以渔。"除了继续调整饮食、营养补剂和安排训练，我还鼓励何大宝自己来主导日常饮食。她开始尝试自己做健康的面包，也试着给自己和家人做营养餐。终于，我们的减肥计划执行了3个月后，她达到"体重下百"的预设目标啦！（体重目标跟身高和其他因素相关联，我并不提倡所有女性都以低于百斤作为标准）她拿出以前穿不下的衣服，现在能轻松穿上身，气色状态也越来越好。好状态也给她带来了更多的机会。2024年，她梦想成真，站上了梦寐以求的"浪姐"舞台，看着她在舞台上发光，我真的很为她高兴。

当时，关于她瘦下来的热搜曝光量，全网达到200亿，而且她在视频里讲述她减肥走过的弯路、吃得饱还能减肥的故事，也得到了营养专家和各界减肥人士的认可，这让我对放纵饮食法更有信心了。

其实明星和普通人一样，减肥没有捷径、没有区别，真正有用的方法就是好好吃饭，满足营养素，做自己喜欢且力所能及的运动。

希望大家都可以跟着我，和明星一起瘦！

别让"少吃就会瘦"骗了你

1 少吃就会瘦？原来我们一直都搞错了

跟你们一样，在开始减肥的时候，我奉行的法则也是"少吃就会瘦"。经过学习，在成为一名普及科学减肥的营养博主，与众多渴望美好身材的女生直接沟通后，我意识到："少吃就会瘦"是大多数人在减肥里最容易掉入的一个陷阱，也是减肥失败最普遍的原因之一。

胖＝多吃，那瘦＝少吃，这是在不了解营养学知识和减肥基本原理的情况下，很容易得出的结论。在实践的过程中，我们发现刚开始少吃确实会带来体重减少的惊喜，但这并不能让自己持续变瘦变美，大部分人是没办法对抗人性和本能的。此外，这个认知的普及有一个很大的推波助澜因素，那就是市面上那些林林总总的减肥法。很多以"保持身材为己任"的明星们也会这么说，明星还可能是为了职业的特殊需要，但这个说法在社交媒体上被如此推崇，也是因为迎合了减肥者急于求成的心态，更是把减肥跟自律挂钩，万一没有达到效果，责任还是回到减肥者自身，"是因为你不够自律，所以才减肥失败的"，无懈可击啊！

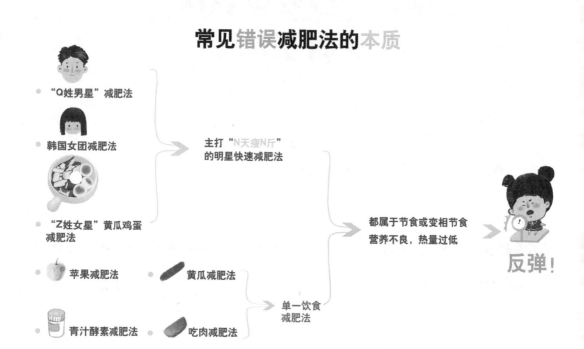

常见错误减肥法的本质

但当我亲身体验了其中的危害，并且了解到危害还远远大于我们的想象时，我就在想：我需要一种方式，足够醒目地纠正这个认知。所以，我把"放纵"这个听起来带有贬义，而且与减肥鸡汤提倡的"自律"精神背道而驰的字眼，放进了我的减肥法标题里，我希望先给减肥最大的顾虑松绑。

> **减肥**，不仅不要怕好好吃饭！
> 而且，减肥，一定要**好好吃饭**！

看到这两句话，你是觉得"太棒了"，还是"不可能"？接下来，我想带你从了解自己的身体，了解自己吃进去的食物开始分享。因为这其中就藏着减肥最真实的底层逻辑。

2 健康减肥的前提：保住肌肉

在我进行减肥科普的过程中，不管我强调多少次减肥是马拉松不是短跑，还是有人说先减下来，再控制不反弹就行了。在这个效率社会，越快越好似乎是一个无法反驳的准则。几乎所有人不仅想要永远的瘦下去，还希望快点瘦下来，一个月瘦10公斤的神话，像是提前到达终点的作弊捷径，永远都有诱惑力。

可作弊总会要付出代价，那些减少了饮食的量，或者使用单一饮食法的减肥法，会带来什么样的后果呢？在我的线上减脂营里，有很多女生之前都试过形形色色的减肥方法：照搬各种网红减肥法食谱，去减肥门诊或者封闭的减肥营……每次都是短期内迅速减轻体重，减肥结束后体重迅速反弹，甚至比以前更胖了。更有甚者，没减肥之前体重其实还在正常范围内，是冲着"再瘦一点更好看"的想法去的，当她们经历了各种快速减肥法的折腾之后，体重似乎更容易增加了，变成了传说中的"喝凉水都胖"的体质。

体重为什么会越减越重，身体为什么会变得更容易胖？

这个阶段的身体，到底经历了什么呢？

首先，我们来重新认识一下你最在意的体重。体重秤只显示一个结果，你看得到数字的增减，却看不到各种成分比例的变化。你知道你的体重是由什么构成的吗？

体重包含什么？

体重是指骨骼、肌肉、脂肪、水分、代谢物等的总和。

骨骼

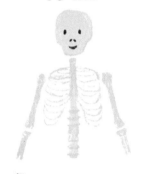

男性约占15%

女性约占12%

肌肉

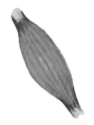

男性约占45%

女性约占36%

"体重"包含什么？

体重是指骨骼、肌肉、脂肪、水分、代谢物等的总和。

水分

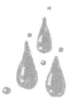

男性占50% ~ 65%

女性占45% ~ 60%

脂肪

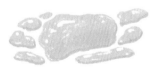

男性约占15%

女性约占27%

快速减肥，尤其是没有高强度或力量训练的快速减肥，减掉的除了水分，大概率就是肌肉了。这里面的原理比较复杂，你可以简单理解成：开始减肥之后，身体发现了消耗增加、能量不足的"敌情"，马上就有了"危机意识"，启动 plan B，寻找新的能量来源，我们称之为"氨基酸供能"，一旦这个模式开始，肌肉就会优先被分解掉。

当消耗的热量大于吃进去的热量，身体才能瘦。因为肌肉跟人体代谢关系密切，每减少1公斤肌肉，基础代谢率大约会降低约70千卡/天，也就是说，肌肉减少了，你就要吃得更少来维持热量缺口；另外，肌肉可是减肥的主力军。1公斤脂肪只消耗4千卡热量，而1公斤肌肉则可以消耗80千卡热量，而且，同样重量的脂肪和肌肉，体积相差2～4倍，要想消耗大，还要看起来紧致苗条，少了肌肉的参与可不行；此外，肌肉的流失还会导致内在蛋白质的流失、适应性产热能力的降低、皮质醇的升高，等等，这些也都会妨碍减肥的效率和身体的健康。

所以节食减肥，我们就要面临减的大多是肌肉，长的却是脂肪的现实问题。

3 热量缺口

现在，让我们来校准一下"减肥"的概念：减肥的目标不是体重数字的减少，而是保住肌肉，减去脂肪。关于减肥的方法，其实只有一个本质：制造热量缺口，也就是消耗的热量>摄入的卡路里，一句大白话就是：消耗的比吃的多。

基础代谢率的计算公式，最常用的是 Harris-Benedict 公式

男性：BMR = 66.5 + 〔13.8 × 体重（公斤）〕+〔5.0 × 身高（厘米）〕−〔6.8 × 年龄（岁）〕

女性：BMR = 655.0 +〔9.6 × 体重（公斤）〕+〔1.8 × 身高（厘米）〕−〔4.7 × 年龄（岁）〕

这里的BMR就是基础代谢率，它是指人体在清醒而又极端安静的状态下，不受肌肉活动、环境温度、食物及精神紧张等影响时的能量代谢率。日常总代谢（Total Daily Energy Expenditure，TDEE）是在基础代谢的基础上，加上身体活动、运动和其他日常活动所消耗的能量。活动系数可以根据个人的日常活动水平进行调整，如果你一整天没怎么运动，只是日常走路、上班等，活动系数可以是1.2；如果你每周运动3次左右，活动系数可以是1.3；如果你的运动强度和频率都比较高，活动系数可以达到1.4。让我们来看一个例子：

一名25岁，身高160厘米、体重60公斤的女性，她的基础代谢率套用公式计算，就可以得出她的基础代谢率大约是 1401.50 千卡[①] / 天。

假设她是日常久坐的上班族，那么她一天的消耗总热量大约为 1401.50×1.2=1681.80 千卡/天。按照我的放纵饮食法的经验，健康减肥时每天的热量缺口在 300 ～ 500 千卡，这样算下来，减肥时每天的可摄入热量就是 1181.8 ～ 1381.8 千卡。

这些公式和系数只能提供大致的估算，实际情况会因为个体差异而有所不同，所以这个数值常作为参考。但是，跟很多下定决心开始减肥的姐妹沟通时，我发现很多人都很谨慎，需要一些客观的数字给自己安全感，咱们也可以先对照公式估算看看。不过我敢打赌，你很快就会发现，每顿饭查着表格、按着计算器去算卡路里，太不现实了！你肯定不愿意被这件事时刻捆绑着，你也无暇去关注减肥之外的生活了。

所以，我更建议你在现有的饮食习惯基础上做调整，比如，在原本 10 分饱的情况下调整到七八分饱、优化饮食结构、优化食物选择等。慢慢地形成健康的饮食习惯。

举个例子，假如你的体重现在很稳定，而且已经维持了几个月，那说明你处于热量平衡的状态，如果你想要减肥，就要在这个基础上，适当降低 200 千卡，或者增加一些额外的消耗，再来看看你的身体会有什么样的反应，

注：①卡（cal）是卡路里（calorie）的简称，是一个能量单位，被广泛使用在营养计量和健身手册上。
1卡（cal）=4.184焦耳（J）
1千卡（kcal）=1000卡（cal）=1大卡（cal）=4.184千焦

而不是一味的节食，盲目地拉开热量缺口，以快速达到掉秤的目的。

你可能会说，怎么这么麻烦，直接给我一套食谱照着吃，不行吗？抱歉，我们之所以从减肥的基本逻辑开始说起，是想告诉你，逻辑是不会变的，所有的方法都是围绕它而变化。具体的执行上，你可以结合不同的情况，在不同的阶段自行调整，而不是被束缚在一套食谱或有限的食材中。放纵饮食法并不是一套无论男女老幼，上来就可以保证 7 天瘦 N 斤的"神仙"减肥法，但我们可以保证我不会让你的减肥变成一直缠绕你的噩梦，不会让"自律—反弹—崩溃—再自律—变本加厉的崩溃"变成你的减肥循环，我要告诉你如何把好的饮食习惯变成你的生活本身，把自己养成"易瘦体质"。

下一节我就会告诉你，放纵饮食法到底是什么，你该怎么做。不管你用不用它，我都希望减肥是你践行以后水到渠成的结果，而不是你的"紧箍咒"。

放纵饮食法，
为什么可以

1 减肥，不该是终其一生的克制

说起放纵饮食法，其实这个名字还是跟网友有关。2020年开始做账号的时候，我的减肥理念并没有一个特定的名字。当时正好是带涛哥减肥，我经常跟着他出差或去一些录制现场，只能点外卖或者吃剧组餐。包括我自己，在减肥过程中没时间做饭时，短视频里也会发我吃外卖及聚餐时的饮食。没想到，这些日常饮食让网友大呼意外。大家都会质疑：这也算是减脂餐？因为此时网络上提到的减肥，基本都是固定的食谱、无油无盐的水煮菜、代餐奶昔等，所以我的短视频内容里说这也能吃、那也能吃的时候，评论区争议很大，大家质疑最多的就是："吃这么多，根本瘦不下来""我要是这样吃，肯定会胖"……

这让我意识到很多人对于营养常识是很欠缺的，大家的质疑没有让我退却，反而让我更有动力、更有责任去科普科学、健康的减肥知识。我不怕有争议，我反而希望更多的人看见，因为大家看见了我就有机会给他们纠正偏见。当时很多人认为减肥就是需要"克制"，而我就是要反其道而行，"克制"的反义词不就是"放纵"嘛，刚好，跟着我减肥，火锅、家常菜都可以吃，既然你们觉得这样太"放纵"，那就让你们看看，"放纵"也可以成功地减下去。

放纵饮食法就此诞生！

这个有异议的名字果然被更多人看到了。当大家去尝试并发现在吃饱的情况下真的还能瘦下来时，我也就积累了越来越多的铁粉。现在随着营养学的普及，大众对于"好好吃饭才能减肥"这个观念已经能够接受了，但我依然会经常看到很多女生因为身材而焦虑，因为想快速减肥而采用极端的方法，甚至因为极端减肥而患上神经性进食障碍或暴食症。每次看到这样的事例，我都非常心疼，因为我也经历过这些，那段时间是我人生的至暗时刻，所以我一直感恩和庆幸自己遇到了营养学，因为它把我从泥潭中拉了出来，如果你也正在泥潭中挣扎甚至准备放弃时，希望我的放纵饮食法能成为一股有力量的绳，把你从泥潭中拉出来。

经过4年多持之以恒地更新视频，我一直践行和推广我的放纵饮食法。在专家层面，我的明星减脂营被中国营养学会认可，每次去线下参加一些营养大会，也得到很多同行营养师的认可和支持。在网络上，虽然大家对我的质疑声一直没断过，但越来越多的真实的普通人的案例出现，以及营养学的日渐普及，我的方法也被更多的人接受了。

2 唯有"放纵"，可得长久

产生减肥念头的人，肩上或多或少都担负着压力，不论是来自自己还是他人。我提出"放纵"一词，首先就是想为他们解压。

大家有没有这种感受？一旦决定减肥，好像全世界都将与自己为敌。在经济飞速发展的今天，市面上的食物琳琅满目，让人眼花缭乱，很多加工精细的食物为了提升口感，在制作过程中添加了相当多的调味品，殊不知，食物的口感变好了，营养却流失了，饱腹感变弱了，热量却越来越高了。

而我们自己呢，也好像总是缺少好好减肥的条件：没时间自己做减脂餐、控制不住吃零食、没条件按时吃饭，尤其是只能吃食堂的学生党、工作太忙只能吃外卖的工作党，还有工作性质特殊的夜班族，这些人很容易变成总想吃点什么来解压的焦虑人群。

难道是所有条件都准备好了的人，才"配"减肥吗？当然不是。

减肥并不是单纯地、机械地做加减法。身体有属于自己的运作体系，它会受到心情、饮食、睡眠等多重因素的影响。传统减肥法倡导"苦行僧"式减肥，需要克制自己，压抑欲望，它在短期内确实有效，但绝非长久之计。而在放纵饮食法中，"吃"的反义词不再是"饿"或"不吃"。它摒弃了"非黑即白"的二元思维模式，基于日常生活和原有饮食习惯，通过细微的调整来控制热量实现减肥效果。

辩证地看待减肥这件事，跟着放纵饮食法走，我相信你能把自己吃胖，也能把自己吃瘦。

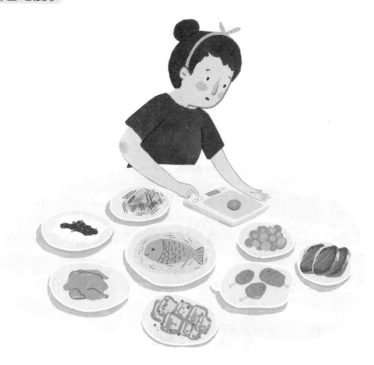

事实上，人体存在着与生俱来的两种判定系统：一种是本能的，另一种是逻辑的。当我们完全依赖卡路里来判定食物的好坏，或者把食物分为高热量、低热量的二元思维模式的时候，就是在用逻辑来判断。减肥的人很容易进入"凡是好吃的都不健康，凡是健康的都不好吃"的误区。举个例子，炸鸡虽然好吃但油腻，稳坐减肥黑榜，但不是所有事情都那么绝对，烤鸡也很美味，每100克烤鸡却只有265千卡热量。健康饮食并非一定要你吃得难受，在丰富的饮食面前做选择，我们总能找到健康又不缺失快乐的方式。

在饮食方面，相比逻辑判断模式，我们根据身体释放的天然信号做出的本能反应反而更加可靠。改变饮食不是为了减肥，而是为了健康。我们所做的一切，出发点都应该是"身体需要"。我们要认真的享受每一餐，感受身体带给你的饱腹感，吃饱就停，这比计算卡路里要方便得多。

美国著名的习惯研究专家詹姆斯·克利尔在《掌控习惯》这本书里写道："建立新习惯的最佳方法之一，是确定你已有的习惯，然后把你的新行为叠加在上面，这叫做习惯叠加。"也就是说，如果我们想要养成一个新的习惯，就需要先确定自己现在已经有的习惯，然后在这个基础上增加一些改变，这样才能高效、成功地养成新习惯。

减肥也是一样，回归本真生活，把健康的减肥方法丝滑地、无痛苦地融入到自己的日常里，才是长久之道。

3 最适合你的，才是最有用的

网络上的很多减肥食谱、食物禁忌，从理论上讲是有效的，但我们都是人，生活在复杂多变的真实环境中，真的要"为减肥而生"就意味着要舍弃很多有趣的人际关系、美食和乐趣，也许还包括本职工作。打个比方，虽然我们明知道宵夜并不利于我们减肥，但却抵不过嘴馋心痒，也割舍不下跟朋友在一起吃吃喝喝的放松和惬意。那么，究竟是吃还是不吃？这时候，放纵饮食法就会在保证减肥趋势的情况下，为你总结夜市中哪些食材更为优质，即使多吃也不易长胖以及吃完后加速热量代谢的正确方法。

总之，我们以"适合你的、你喜欢的、你习惯的"减肥理念为核心，结合当下的社会环境和不同人的具体情况，给出有参考价值和可实施性的建议。当你了解了食物的原理，知道怎样合理搭配自己的一日三餐后，就能对生活中的美食进行搭配，探索能使自己瘦下来的最佳饮食模式。因为自己做减脂餐，能轻松做到均衡营养，但在外面吃和点外卖也不是坏事，选择性多，有利于满足食物的多样化。总之，有了食物的搭配原则和营养知识傍身，吃外卖、吃零食、吃自己喜欢的食物，只要把控好食物的比例，控油控盐，这些事都不再是减肥的禁忌。

减肥的路径多种多样。火锅局上，你不用再啃着生菜而眼巴巴地看着朋友们大快朵颐；年夜饭上，你可以用美味的家常小炒赢得家人的青睐；上班时，同事点麻辣烫、麦当劳、肯德基，你也能合群地凑上一单……没错，这些听起来与减肥风马牛不相及的事情你都能大胆地"放纵"。

当然，我也要提醒你，这里的"放纵"是建立在尊重身体需求的基础上，并不是随意大吃大喝，而是让你放下对体重目标的执念，倾听身体的声音，问问自己究竟想要的是什么。

4 选择快，还是选择久

现在，让我们回过头来理智地分析一下，为什么市面上那么多减肥方法都要求严苛的饮食管理？因为它们确实会让减肥更快，你在体重秤上可以直观地看见数字减少。但减肥真的是一场短跑冲刺吗？在特殊的情况下，比如演员为了角色需要进行快速减重，或许是需要"冲刺"，但对于正常生活的我们来说，减肥更应该被看作是一项长期的事情。谁都想保持好的身材，都不希望它只是昙花一现，所以，减肥不该是一蹴而就的事情。

在健康饮食的过程中，身体也会慢慢帮助我们扭转对食物的偏好，让我们逐渐不再对炸物、烧烤葆有过于强盛的欲望，这就是肠道有益菌群对我们的反向调节。长此以往，我们就可以摆脱不健康的饮食，摆脱大脑对不健康食物的依赖，做自己真正的主人。

以"易瘦体质"为终极目标去看待减肥的整个过程，不违背本性，与食物和解，学会健康的饮食搭配，让吃瘦变得简单。

锚定你的
减肥目标

在了解了我自己和我带领的明星的减肥故事之后，你大概已经改变了之前的"减肥就是减体重"的想法了吧。但当你跃跃欲试，想要开始一场"这次绝不会失败"的减肥之旅前先等等，你有没有思考过，你真的需要减肥吗？

回想一下你减肥的想法是从哪里来的？是因为一条好看的裙子穿不上了？还是因为刷短视频的时候，看见了网红们收获无数点赞和艳羡评论的照片？或者是身边的家人朋友无意中说了一句"你的脸好像变圆了"？

这些，是减肥的真正缘由吗？我们不妨这样去思考：衣服应该服务于人，而不是反过来限制于人。让裙子自己去反省一下，可能是它不适合我了；网红的照片可能是找好了角度、光线，再加上后期的精心处理，你也可以把自己的照片精修成瘦5公斤的样子啊，再说了，如果不是以此为职业，这些路人随手的点赞和留言不值得我去改变自己的生活。评价过你身材的朋友，可能也会赞美你的有趣和优秀，他/她自己都没有放在心上的一句话，你却耿耿于怀了很久，太不值得了！

说到底，减肥跟你人生里的其他任何决定一样，都不应该是为了他人的眼光和意愿。正如我在自己的减肥故事里说过的那句话：我对得起所有人，可是我对得起自己吗？觉醒的人生就是为自己而活。

所以，我们回到镜子前面认真看看吧，问问自己到底想成为怎样的自己？现在的身材会让你觉得力不从心吗？会影响你的情绪吗？已经影响到你的健康了吗？体重问题是否阻止了你成为更好的你？如果答案是肯定的，那说明减肥确实对你有帮助。

减肥需要关注 4 个指标

判断自己的身材是否在正常范围内，属于大基数还是小基数，这关系到后期你减肥的科学性。除了要关注体重数值，我要特别建议你关注以下 4 个指标。

BMI：最基础的通用指标，但不是万能的

BMI 指的是身体质量指数（Body Mass Index），它反映的是一个人的体重与身高之间的关系，是国际上常用的衡量人体胖瘦程度以及是否健康的标准。对于大多数人来说，BMI 是很好的指标，但它不应是唯一的参考值，只能用来大致了解自己的体重是不是在正常范围内。

计算公式为：

$$BMI= 体重（公斤）\div 身高^2（米^2）。$$

身体质量指数	BMI 数值
低体重	BMI < 18.5
正常	18.5 ≤ BMI < 24
超重	24 ≤ BMI < 28
肥胖	BMI ≥ 28

Tips　　因为BMI无法区分肌肉和脂肪或人体的其他成分，所以这个指数并不适合所有人。肌肉锻炼者、长跑运动员、孕妇、老年人或未成年人，都不适用。

体脂率：雕塑身材的线条，跟它大有关系

体脂率是指人体内脂肪重量在人体总体重中所占的比例，又称体脂百分数。

为什么脂肪的多少对我们这么重要呢？我们在本书p29提到了人体体重的构成，身体里的脂肪含量过高，最大的问题不是美观，而是会增加罹患各种疾病的风险，例如高血压、糖尿病、高血脂等。我们不要以为只有上了年纪的人才需要考虑这些，其实这些慢性病现在已经逐渐年轻化，我们需要防患于未然，对自己的身体负责。如果你是打算怀孕的女性，尤其要注意体脂率了。

我们可以根据年龄、身高和体重估算出体脂率，因为计算方式比较复杂，你可以直接在网上搜索"体脂率计算器"，但更简单的方法是直接测量。带体脂测量功能的体重秤、健身房里分析人体成分的仪器，以及医院和运动机构里更专业的设备，都可以测量出数值，甚至一把简单的体脂钳也能随时随地地帮你快速得到结果。

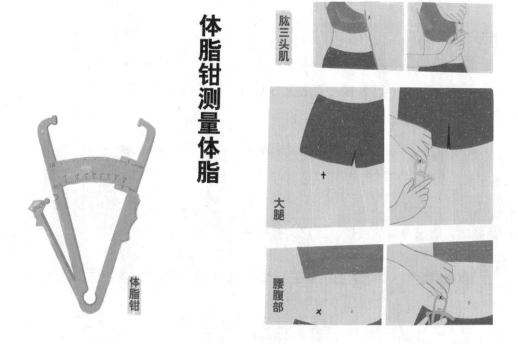

我们用最简单的3点测量法来测量体脂，就是在你保持皮肤干燥、肌肉放松的情况下，请你的1位家人或朋友，用拇指和食指捏起你的一块皮肤和

皮下脂肪，形成1个皱褶。在距离手指1 ~ 2厘米的地方，将皮脂钳垂直于皮褶并夹住它，分别记下3个点的值并相加，然后在下面这个表格里对应查找，就能知道自己的体脂率了。

男性脂肪比率对照表

《-------------------------- 皮褶厚度（毫米） --------------------------》

皮褶厚度 年龄	2~3	4~5	6~7	8~9	10~11	12~13	14~15	16~17	18~19	20~21	22~23	24~25	26~27	28~29	30~31	32~33	34~36
18~20	2.0	3.9	6.2	8.5	10.5	12.5	14.3	16.0	17.5	18.9	20.2	21.3	22.3	23.1	23.8	24.3	24.9
21~25	2.5	4.9	7.3	9.5	11.6	13.6	15.4	17.0	18.6	20.0	21.2	22.3	23.3	24.2	24.9	25.4	25.8
26~30	3.5	6.0	8.4	10.6	12.7	14.6	16.4	18.1	19.6	21.0	22.3	23.4	24.4	25.3	25.9	26.5	26.9
31~35	4.5	7.1	9.4	11.7	13.7	15.7	17.5	19.2	20.7	22.1	23.4	24.5	25.5	26.3	27.0	27.5	28.0
36~40	5.6	8.1	10.5	12.7	14.8	16.8	18.6	20.2	21.8	23.2	24.4	25.6	26.5	27.4	28.1	28.6	29.0
41~45	6.7	9.2	11.5	13.8	15.9	17.8	19.6	21.3	22.8	24.7	25.5	26.6	27.6	28.4	29.1	29.7	30.1
46~50	7.7	10.2	12.6	14.8	16.9	18.9	20.7	22.4	23.9	25.3	26.6	27.7	28.7	29.5	30.2	30.7	31.2
51~55	8.8	11.3	13.7	15.9	18.0	20.0	21.8	23.5	25.0	26.4	27.6	28.7	29.7	30.6	31.3	31.8	32.2
56岁以上	9.9	12.4	14.7	17.0	19.1	21.0	22.8	24.5	26.0	27.4	28.7	29.8	30.8	31.6	32.3	32.9	33.3

偏瘦　　　　　理想　　　　　平均　　　　　过胖

女性脂肪比率对照表

《-------------------------- 皮褶厚度（毫米） --------------------------》

皮褶厚度 年龄	2~3	4~5	6~7	8~9	10~11	12~13	14~15	16~17	18~19	20~21	22~23	24~25	26~27	28~29	30~31	32~33	34~36
18~20	11.3	13.5	15.7	17.7	19.7	21.5	23.2	24.8	26.3	27.7	29.0	30.2	31.3	32.3	33.1	33.9	34.6
21~25	11.9	14.2	16.3	18.4	20.3	22.1	23.8	25.5	27.0	28.4	29.6	30.8	(31.9)	32.9	33.8	34.5	35.2
26~30	12.5	14.8	16.9	19.0	20.9	22.7	24.5	26.1	27.6	29.0	30.3	31.5	32.5	33.5	34.4	35.2	35.8
31~35	13.2	15.4	17.6	19.6	21.5	23.4	25.1	26.7	28.2	29.6	30.9	32.1	33.2	34.1	35.0	35.8	36.4
36~40	13.8	16.0	18.2	20.2	22.2	24.0	25.7	27.3	28.8	30.2	31.5	32.7	33.8	34.8	35.6	36.4	37.0
41~45	14.4	16.7	18.8	20.8	22.8	24.6	26.3	27.9	29.4	30.8	32.1	33.3	34.4	35.4	36.3	37.0	37.7
46~50	15.0	17.3	19.4	21.5	23.4	25.2	26.9	28.6	30.1	31.5	32.8	34.0	35.0	36.0	36.9	37.6	38.3
51~55	15.6	17.9	20.0	22.1	24.0	25.9	27.6	29.2	30.7	32.1	33.4	34.6	35.6	36.6	37.5	38.3	38.9
56岁以上	16.3	18.5	20.7	22.7	24.6	26.5	28.2	29.8	31.3	32.7	34.0	35.2	36.3	37.2	38.1	38.9	39.5

偏瘦　　　　　理想　　　　　平均　　　　　过胖

○ 小P，25岁，用皮脂钳测量后得到的数值是26，按照图表查找可知，她的体脂率是31.9，有点超出健康范围，确实该减肥了。

我们需要注意的是，用上面的方法得出的体脂率数值并不恒定，因为运动前后、吃东西前后，包括睡眠和情绪，都可能会导致数值的波动。说到这里你是不是绷不住了？心想那到底怎样才靠谱啊，如果我说目测就行，你是不是觉得我是在开玩笑？

想要知道自己的体脂情况，比起高高低低的数字，我真的更建议你相信自己的眼睛。你可以在家里固定的一面墙的前面拍下你身体的照片：最好保持在相同时间、相同地点、相同光线下，拍下你的正面、侧面、背面照片（记得不要找美化自己的角度，也忍住不要P图（全称是Photoshop图像处理），这些照片你自己留档就好，要诚实！诚实！诚实！）。

不管是测量数值，还是看全身照片，都请你给自己多一点耐心，不要因为两三天的上下就心惊肉跳，可以把时间拉长，以14天为一个周期，做好记录，我们需要关注的是体脂的整体趋势，当整体在下降，就是减肥有效果了。总的来说，男性的健康体脂范围在10% ~ 20%，女性的健康体脂范围在18% ~ 28%。要知道，脂肪也不是越少越好，因为它对我们的身体也很重要，比如保护器官不受损害、维持体温、产生激素和其他化学物质等，至于在健康的"警戒区"内，怎么才是好看，你自己说了算。

腰围：除了穿衣自由也跟健康息息相关

脂肪的多少很重要，分布的位置也很重要。任何评价减肥的方法都应该包括测量腰围，因为腰围减小了，即使是体重没有明显下降，也可以减少肥胖的并发症的发生风险。

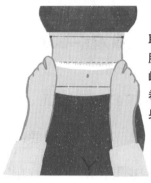

腰围测量方法

测量腰围的正确方法：被测者自然站立，双脚分开25 ~ 30厘米，重心均匀分布在两脚上，暴露腹部，取双侧腋中线肋弓下缘和髂嵴连线的中点，将卷尺水平环绕身体一周，在平

取双侧腋中线肋弓下缘和髂嵴连线的中点，卷尺水平环绕身体一周

静呼气末的读数即为腰围。要注意，测试的时候被测者要保持自然呼吸，卷尺与躯干垂直，为增加读数的准确性，可以多次测量取平均值。成年男性的腰围不要超过90厘米，女性则要控制在85厘米以下。

腰臀比

还有一个数值也关乎脂肪的分布位置，那就是腰臀比。有一句俗话说"腰带长，寿命短"，其实是有科学道理的。腹部脂肪的积压，会引起胰岛素抵抗，诱发糖尿病；另一方面也会导致脂肪扩散入血液，引起心血管疾

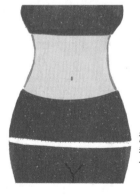

臀围测量方法

测量臀部最高点，卷尺水平环绕身体一周

病。这个数值的计算方法很简单，就是腰围除以臀围的数值后得到的比值。世界卫生组织建议，男性的腰臀比超过0.9、女性超过0.85，就要为自己的健康当心啦。

最后，我们来关注一下减肥速度。

我们不能追求快速地减肥，那什么样的速度才是合适的呢？减肥要减掉的是脂肪，1公斤脂肪的热量是7700千卡，按照每天制造500千卡的热量缺口来计算，理论上大概16天就可以消耗完这些热量。7700千卡是什么概念，看看下面的换算你就心里有数了。

在减肥初期，每减去1公斤的纯脂肪，体重会下降2～3公斤，当体重到达稳定期之后，每减少1公斤纯脂肪，对应的体重会下降1.5～2公斤。国家卫健委建议，较为理想的减重目标是6个月内减少当前体重的5%～10%，合理的减重速度为每月减少2～4公斤。

减掉1公斤脂肪需要多久？

1公斤脂肪≈7700千卡

<table>
<tr><td colspan="2">

吃下去
≈
</td><td colspan="2">

消耗掉
≈
</td></tr>
<tr><td></td><td>X　14个</td><td></td><td>X　11.9小时</td></tr>
<tr><td></td><td>X　96根</td><td>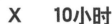</td><td>X　10小时</td></tr>
<tr><td></td><td>X　14碗</td><td></td><td>X1小时X58天</td></tr>
</table>

单看体重觉得太慢，不妨多关注下镜子里的自己，看看你的腹部肉肉是不是变平坦、四肢是不是变得紧致了。也就是说，看起来减得慢，但其实是给身体带来了本质的变化。只有这种变化，才是长久有效的。

"放纵"之前，
准备好秘密武器

1 1个大水壶

如果你已经下定决心要开始减肥，你希望得到一份什么样的礼物呢？

1个体重秤？

不不不，减肥的要义，是要忘掉减肥。整个减肥的过程中，你完全可以抛弃体重秤，仅靠镜子里肉眼可见的身形变化，以及别人的"你又瘦了"的赞美声来判断减肥成果（当然了，我也知道你忍不住，没关系，不要因为一时的数字变化而影响心情）。

1个食物秤？

不不不，如果每天计算吃进去的每一口食物有多重，热量是多少千卡，那么那些无情的数字会打扰你跟食物做朋友。本书在后面讲到的具体数值，都是为了让你建立一个初印象，帮助你建立安全感。一旦你心里有了概念，你就可以扔掉数值这根"拐棍"了。

你真正需要的，是1个大水壶。

很多女生看见我随身携带的2000毫升大水壶，通常都会大吃一惊。"知道要多喝水，不知道居然要这么多！"很多人并不了解被普遍采用的"每天8杯水"的说法，其实是从国外传来的。这里的"杯"是一个特定的容量单位，可不是任意的茶杯或家里的玻璃杯哦！标准的"1杯水"大约是237毫升，这样算下来，每天的6～8杯水，正好跟《中国居民膳食指南2022》推荐的每天喝水量相当，即成年男性1700毫升，女性1500毫升。在减肥期间，我们不仅要喝够推荐量，还需要额外多补充大约1000毫升的水。

身体里的水从哪里来，都去了哪里呢？我们除了喝下去的水，还会从食物和营养代谢中产生水。当这些水进入人体后，会被呼吸、皮肤出汗和身体排泄带走，排出量跟摄入量差不多是平衡的，这样才能保证人体内留存的水分不会流失，也不会留存多余的水分而造成水肿。

水不仅是人体不可缺少的营养素之一，同时也是其他营养素的载体，它能帮助营养物质的输送和代谢产物的排出。水的生理功能包括维持正常的血容量及细胞代谢、维持体温、润滑肠道等。如果喝水量不够，除了无法发挥以上的生理功能外，还可能会造成免疫力下降和人体衰老，这一点并不夸张，人体衰老的过程，实际上就是氧化和脱水的过程，因为长期缺水会引起大脑萎缩，最终引起脑衰老。

脂肪的代谢需要大量的水，身体每分解1公斤脂肪，需要消耗约10000毫升水。如果身体里的水分不足，代谢就会变缓，导致脂肪滞留，大脑就会指挥身体自动保留水分，体重反而会增加。喝水会增加我们的饱腹感，抑制食欲，如果你忽略了饮水，大脑就会发出信号，让你从食物中补充一些水分，原本只是需要补充水分，可能同时又补充了不必要的热量。

聪明喝水小 Tips

- 最好喝白开水，不用饮料代替水；
- 咖啡和茶都含有咖啡因，会有利尿的效果，会加速水分排出，水分摄入不足时，可能会加重缺水；
- 少量多次，可以在手机上设定"喝水闹钟"，不要等到口渴了才喝。口渴的时候，你已经失去了体重的1% ~ 2% 的水分了；
- 小口慢慢喝水，喝太快可能会吞咽空气，引起腹胀或打嗝；
- 睡前不要喝太多水，第二天容易浮肿；
- 饭前喝水，增加饱腹感，可以减少进食量。

2 1个餐盘

为了更合理地进食，我推荐每一位减肥的姐妹准备1个单独的餐盘。餐盘不一定要有分格，可以参照下图。跟从各个盘子里夹菜相比，把食物都放在1个盘子里再开始进食，可以让你对食物的分量做到心中有底，通过对饱腹感的判断，你会更加明确地知道自己应该吃多少东西。

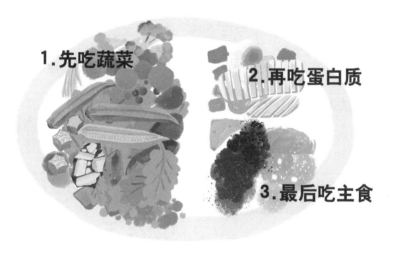

1.先吃蔬菜　2.再吃蛋白质　3.最后吃主食

吃饱了就不吃了！

这句话听起来天经地义，不言自明。但在现如今的生活中，进食行为其实已经在填饱肚子之外又添加了更多的内容。听听这些词儿——"泡面番""下饭剧"，当你在一边追剧一边吃饭的时候，你会意识到什么时候吃饱了吗，还是会无意识地随着剧集，把所有的食物都吃完？跟朋友一起聚会的时候，满桌的美食摆在一起，你们一边聊天一边吃，你会把注意力放在吃下了多少食物，营养均衡搭配吗？有研究表明，一个人单独吃饭比跟另一位一起吃，平均会多吃35%，如果与7人以上的一群人一起吃饭，会多吃将近1倍的量。

当我们进入"减肥模式"后，就需要对自己的每一餐吃了多少，吃多少算饱，有一个清晰的认知。首先，就是把吃饭当作一件单纯的事来做，不一心二用，这就是近些年被推崇的"正念饮食"。简单地说，其实就是鼓励我们在吃东西的时候，把注意力集中在"吃"这件事上，因为我们的身体是有调节机制的，它知道你需要什么，你要学会觉察和顺从身体发出的信号，防止暴饮暴食的方法不是拒绝食物，而是让自己充分享受食物。

与食物和平相处的 Tips

- 打开自己的嗅觉、触觉、味觉等多种感官，感受每种食物的特点；
- 研究一下1盘菜里有多少种食物，用了哪些调味料，在想象中还原一下它是怎么烹饪的；
- 尊重自己的饥饿感和饱腹感，不追求把食物吃光；
- 不评判和抗拒食物，不要在心里计算卡路里；
- 不要在吃饭的时候分心，也不要匆忙进食；
- 不需要每一顿饭都吃得很完美，不要因为一顿饭而变得不开心。

如果你平时习惯"吃到撑",那就对照下面的饱腹感进行划分,花一段时间让身体逐步适应吃到7分饱。从此,你的身体会告诉你:不需要吃那么多,7分饱也可以。

身体饱腹感划分

0~4分饱	处于饥饿状态,渴望食物;
5分饱	依然对食物有渴望,下一餐进餐前饥饿感会很明显;
6分饱	不饿,但也没有明显的饱腹感,下一餐进餐前饥饿感明显;
7分饱	饱腹感不强烈,但对食物的热情下降,离开餐桌后,会很快忘记吃东西的事;
8分饱	有饱腹感,但是再吃几口也不痛苦;
9分饱	还能勉强吃进去几口,胃已经胀满了并微微鼓出来;一口都吃不下去,多吃一口都觉得痛苦,胃部明显鼓出来;
10分饱	感觉食物已经顶到喉咙眼,再多吃一口就要把胃里的食物全部吐出来。

　　确定了吃饭的量，也要注意吃饭的速度。人体和大脑需要20分钟才能发出饱腹感信号，如果你吃得太快，这20分钟内可能又吞下了两三片披萨，等意识到过量了就已经晚了。

　　减肥期的每餐饮食摄入量，可以用自己的手为单位，简单自测。

每餐饮食摄入量

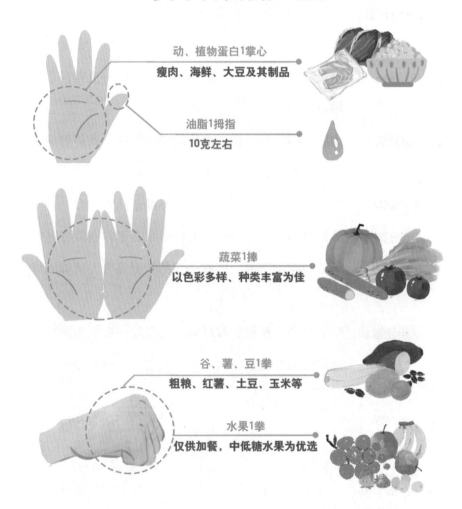

动、植物蛋白1掌心
瘦肉、海鲜、大豆及其制品

油脂1拇指
10克左右

蔬菜1捧
以色彩多样、种类丰富为佳

谷、薯、豆1拳
粗粮、红薯、土豆、玉米等

水果1拳
仅供加餐，中低糖水果为优选

3 1个好心情

除了不知道自己吃饱了，还有一种情况是肚子不饿却总想吃。在你的减肥之路开始之前，我要特别提醒你：情绪管理是比运动和饮食更基础、更重要的事情。

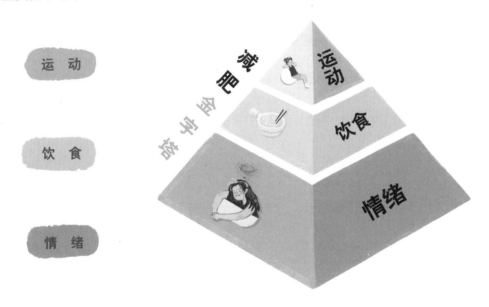

在减肥的过程中，你可能随时会遭遇情绪问题，尤其是当你采取了节食减肥，或者是对减肥的短期目标期待特别高，这时情绪问题会暴露得更加明显。负面情绪对减肥的影响很大，焦虑的情绪会导致压力激素——皮质醇的过量分泌，会直接导致我们更胖。最可怕的是吃东西只是暂时转移注意力，并不能从根本上解决我们的困扰，吃完之后问题不但没有解决，反而因为大吃大喝而愧疚感加深，对自己失望乃至自暴自弃的心理再度浮现，严重的还会引发暴食，再进入下一轮的自责和报复性进食……如此恶性循环（请注意：

如果发生催吐行为，但还是控制不住要吃的行为，有可能是暴食症的症状，建议您去医院寻求专业医生的帮助）。

所以，最好从一开始就有意识地让自己放松，对暂时的数字波动别太紧张，避免陷入体重反弹、情绪崩溃的循环中。在我们感到焦虑、压力、无聊或悲伤时，用吃东西来抚慰情绪是很常见的做法，"把悲伤溺死在食物里"的代价可能是你会摄入不必要的热量，如果你想拥有健康的饮食方式，请记住：食物应该解决的是饥饿，而不是处理情感困扰，不要让它承担太多。

怎么判断自己是身体觉得饿了，还是情绪上的"想吃"呢？首先，身体上的饿并不会来得那么迅猛，它可能会被你暂时遗忘，"忙得饿过劲了"就属于这一种，而情绪上的"想吃"更加急迫，不被立即满足就会很难受；其次，身体的饥饿是对所有食物都有食欲，但是情绪的饥饿更多的是想吃垃圾食品，比如薯片、含糖饮料等；最后，当两者得到满足后的心理状态也会很不一样，前者会让你觉得幸福，后者则会让你陷入羞愧、后悔之中。

要解决情绪上的想吃，需要从产生情绪的根源着手。你需要想想是因为工作遇到难题、情感的受挫，还是减肥本身带来的压力？要切断恶性循环，就要停止情绪性进食，因为吃东西不能解决问题，反而会让你的感觉更差。当你感受到情绪性进食的冲动时，可以尝试找点别的事情来转移自己的注意力，比如运动，哪怕只是去外面散散步、听听音乐、看看窗外、收拾收拾屋子、找朋友聊天等。

不管你是什么样的现状，为什么需要减肥，现在请您停止自责，先学会给自己减负。电视剧《老友记》里有一位心理医生对暴饮暴食的女孩说："那只是食物，不是爱。"是的，与食物和解，了解自己的需求，让身体的本能告诉你你需要什么，归根结底就是在学会爱自己。减肥从来不是我们的终极目标，但别忘了我们的初心——减肥，是为了成为更好的自己。

02.

和食物交朋友

很多姐妹来找我减肥，一开始都很着急，说："为什么不给我 1 个食谱，让我照着吃就行，非要先让我学习营养学，我又不是要变成专家！"这跟我们的目标有关——我不是只负责帮你减到某一个数字，而是希望你不要再重复"减下去—再反弹—再崩溃"的过程，因为我心疼你在这样的反复循环中可能会受到伤害，身体变得更不容易减下去，也心疼你每一次被消耗掉的意志力和自信心。如果我们已经陷入到了一个自身消耗的循环里，那就更需要觉醒，要主动把自己拔出来，让自己进入能够滋养我们的新频道。

在我看来，了解基础的营养学知识，首先是要从源头解决方法问题，让你知道所以然。有了一周菜谱、一月菜谱，再往后呢？你总不能一辈子靠这根"拐棍"吧，你心里会不会犯嘀咕：这个减肥周期完成之后，我回到自己的饮食，是不是就该反弹了？而且不管食谱多么完美，囊括的食材都是有限的。出差、旅行去外地，当地的特色美食你会不会好奇？时令季节到了，逛超市或菜市场时看见水灵灵的鲜货，错过了会不会觉得可惜？今天看了一部美食剧，突然就非常想吃故事里的茄子，但偏偏跟菜谱不符合，你该怎么办？其实，菜谱只是给你举例而已，只有掌握了基础的营养学知识，你完全可以自行替换——碳水换碳水，蛋白质换蛋白质，没有必要戴上紧箍咒，限制自己从食物里获得的幸福感。

为什么有些东西可以吃，有些东西不可以呢？"今天没买到这种食材怎么办？""今天加班没有按时吃饭，会不会前功尽弃？""没能抵御同事的零食，吃了一小口，现在感觉自己是个罪人"……如果持有"严格执行食谱就好"的心态，在实际生活中若出现偏离预想的意外事件，减肥都会变成一个"雷"。给你"打底"的这些知识其实也是心理安抚，道理通了就不被食谱"绑架"，你就能享有更大的美食自由，心情好了减肥也事半功倍，因为这些知识能伴随你终生，所以你就是自己的营养师，甚至还能帮助身边的人，是不是满满的安全感？

别怕，它们并不难，看完这一章你就会啦。

你不是碳水吃多了，很可能是吃少了

曾经我以为"管住嘴，迈开腿"这"六字真言"就是减肥的全部。相比懒惰的大多数人，我真的非常努力。我努力的运动，每天只吃1顿饭，甚至在备赛期间，整日与鸡胸肉、西蓝花为伴，主食一律不碰。

我这么自律，最终换来了什么？

起初，我是掉了一些体重，有了这样的"正向反馈"，我继续坚持少吃多动——本来已经养成了训练的习惯，所以运动对我来说不是什么难事，但我感到了前所未有的疲惫，我的思绪变得迟钝，记忆力和专注

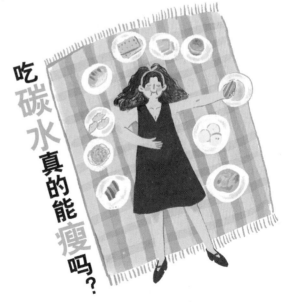

吃碳水真的能瘦吗？

力也大不如前，甚至脾气都变得暴躁、易怒。

更让我惊讶的是，我发现自己对食物的渴望变得异常强烈，尤其是高糖、高脂肪的食物。

这种难以抑制的食欲让我在某些时候失去了自控能力，我一边责怪自己，一边陷入糟糕的情绪之中，只能通过"吃点好吃的"来解决情绪问题，最终我陷入了长达2年的暴饮暴食的深渊，体重大、易反弹，整个人都变得抑郁了，身体就像进入绝望的"减肥黑洞"。

在系统学习了营养学的知识后，我才真正明白了"碳水化合物"的重要性。

碳水化合物广泛存在于各类食物中，如全谷物、蔬菜、水果、奶制品等。

我们日常食用的主食，占据了每日能量摄入的半壁江山。大部分的非精制主食都属于优质碳水，要想通过"放纵饮食"来减肥，吃好主食就变得尤为重要。

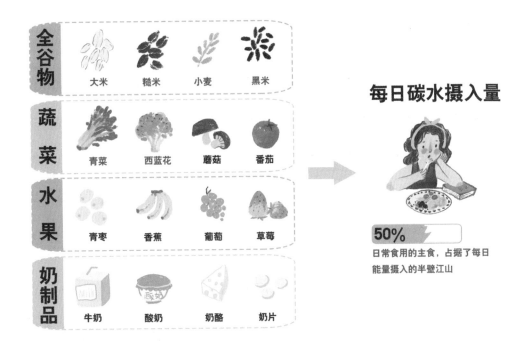

1 主食并非减肥的"罪魁祸首"，而是身体健康的关键

我们的大脑只能利用葡萄糖作为能量来源，而葡萄糖正是碳水化合物分解后的产物，如果长期缺乏碳水化合物的摄入，身体会进入一种"节能模式"，还会分解蛋白质来提供能量，导致肌肉流失、基础代谢率持续降低，那时你就会发现，无论怎么少吃，体重还是一成不变。

我们减脂营的学员有很大一部分是反复减肥失败的人，初入营的时候都有这样那样的身体症状，有的"姨妈"出走大半年，有的大把脱发，有的皮肤暗沉，甚至有的学员的情绪出现了严重的问题并影响其正常的生活。在进行相应的问卷调查后，我们发现这些学员无一例外的都是在减肥过程中把主食推得远远的。

不吃主食为什么会有这么严重的后果呢？学员果果问我。

一点不夸张！如果碳水化合物摄入不足，我们的身体就会把能量优先分配给最重要的器官，比如大脑、心脏，要保证它们的能量消耗。所以缺少主食的能量补给，我们的头发、皮肤、生殖系统等辅助器官和组织分配到的能量就会越来越少，它们缺少营养和能量就会出现掉发、皮肤松垮、"姨妈"出走等症状。

身体缺乏主食，还会导致我们血液中的血糖浓度下降，容易出现烦躁、焦虑的情绪，这样的情绪自然不利于我们控制自己的饮食行为。很多处于减肥期的人在不良情绪出现时会有暴饮暴食的倾向，最终可能患上厌食症、暴食症，那就是精神出现了问题，比情绪问题严重多了。

碳水摄入量不足时易出现的症状

2 分清这 3 类主食，优质碳水随心选

我们通常所说的主食主要分为以下 3 类：精细米面、杂粮杂豆和根茎薯类。

精细米面是我们日常生活中最常见的一类主食，不论大江南北，都少不了相关的食物。它包括用白米、白面和以它们为食材烹饪的各种食物，比如白米饭、面条、馒头等。另外，还包括诸如凉粉、凉皮、粉条、粉丝、土豆粉这类用淀粉制作的主食。这些食物如果没有被油盐混合，可以作为主食选项，但并非优选。

以白米饭为例，白米饭是由稻米精细加工而来，只保留了能量最集中的胚乳。这也导致了其表层原有的营养物质严重流失，只留下了大量的淀粉，所以糖分较高。营养学界通常把葡萄糖的升糖指数定义为 100，大于 70 就属于高升糖指数。白米饭的升糖指数为 83，甚至远超升糖指数为 65 的可乐。

与白米饭相比较而言，升糖率较低的杂粮杂豆，也就是我们通常说的粗粮，就更适合我们减肥时"放纵"。粗粮的种类很多，比如全麦面粉、糙米、燕麦米、荞麦、藜麦、鹰嘴豆、红豆、绿豆、腰豆等。简单的加工工序也能让粗粮中的 B 族维生素与纤维素得以留存，同时，粗粮中的膳食纤维还能促进肠道蠕动，是减肥的好帮手。

什么是升糖指数？

　　升糖指数（Glycemic Index，简称 GI）是衡量食物引起人体血糖升高程度的指标。它描述了某种食物在摄入后引起餐后血糖反应的能力和速度。根据升糖指数的不同，食物可以分为低、中、高升糖指数食物。

　　低升糖指数（GI ≤ 55）食物会导致血糖较慢地上升；

　　中升糖指数（55 ＜ GI ≤ 70）食物会引起血糖适度地上升；

　　高升糖指数（GI ＞ 70）食物会迅速地提高血糖水平。

　　升糖指数的计算方法是通过食物摄入后血糖上升的速度与葡萄糖摄入后血糖上升的速度的比值来确定的。具体的计算公式为：

$$GI = \frac{\text{含有50克碳水化合物的某食物摄入后的2小时血糖应答}}{\text{50克葡萄糖摄入后的2小时血糖应答}} \times 100\%$$

第三类是根茎薯类，比如土豆、红薯、山药、莲藕、芋头、莲子、南瓜等。虽然这一类食物属于蔬菜类，但因其碳水化合物的成分较高，也常用来替代主食。部分薯类含有抗性淀粉，它能延缓淀粉在消化道内的水解速度。薯类因低脂、含高纤维、吸收速度缓慢和有较强的饱腹感，在减脂餐中占据一席之地。

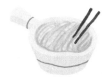

糙米 黑米 小米
薏米 藜麦 燕麦
玉米 荞麦 高粱

谷物

荞麦面 意大利面 玉米面
全麦面

全麦面包
杂粮馒头

减脂期推荐的主食

红豆 绿豆 豌豆
芸豆 莲子
鹰嘴豆

土豆 红薯 紫薯
芋头 山药 莲藕
贝贝南瓜 菱角

3 减肥路上的绊脚石——精加工食物和糖油混合物

碳水化合物也有好坏之分，但是没有真的坏碳水，只有不适合减脂期的，通过制作、合成或烹饪的碳水。

好的碳水化合物，富含膳食纤维、矿物质和维生素，它们被人体的胃肠道缓慢吸收，使血糖平稳，如全麦、谷类等（严格来说膳食纤维也属于碳水化合物，所以绿叶蔬菜也可以划分到这一类，我们在p99 ~ p106会详细介绍）。

坏碳水是指精制合成的食物，它们会被胃肠道迅速吸收导致血糖迅速上升，容易转化为脂肪并储存，如面包、糕点、精米面、软饮料、精制糖等。

2013年，英国广播公司（BBC）推出纪录片《油糖陷阱》，纪录片里提到了引起肥胖的罪魁祸首并非"油"和"糖"，而是经过高油、高糖深度加工的食物，被称为"糖油混合物"。这类食物，看着诱人，吃着有瘾，让人快乐双倍！

这类食物之所以被称之为"热量炸弹"，是因为它们被人体吃完后，导致人体内的血糖迅速上升，形成胰岛素敏感，使肌肉消耗葡萄糖的能力下降，而多余的热量则会储存在肝脏周围，导致内脏脂肪堆积、腹部增大。

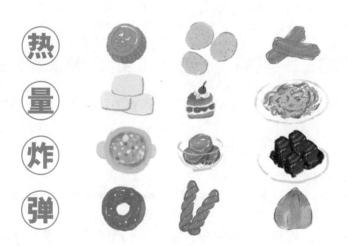

　　我带学员和明星减肥的减肥期间不让他们碰糖油混合物，因为我们想要在限定的时期内拿到结果。平时我们不需要彻底的抵制糖油混合物，只要控制好量和频率，在总摄入量不超标的前提下，运用"二八原则"，即80%用来吃健康的食物，是为了满足身体需要，20%用来吃爱吃的食物，是为了满足心理需求，这样我们才能双赢。只有健康的、快乐的、可持续地按照自己喜欢的饮食方式进行生活化减肥，就是我的"放纵饮食法"所提倡的。

　　除了要学会选择主食以外，想要健康的瘦下来，还需要将碳水的摄入量牢记于心。碳水的摄入不可贪多，但大部分人对量多的危害夸大其词，而对量少的危害充耳不闻。

　　所以，当你发现减肥总是遇到瓶颈、运动总是力不从心时，不如扪心自问一下，你的主食，吃够了吗？

　　对主食数量的精准把控，也是对身材的精准把控。放纵饮食法的第一个营养学重点，就是让你拿起筷子，重新品味优质碳水的味道。

　　主食如何计算？我们可以用拳头来对主食进行量的估算。把主食的量均摊到每顿饭上，你每餐大概摄入1拳头的量（100 ~ 150克）即可。这样既能保证营养充足，又能有效地防止脂肪堆积。

　　优先选择高膳食纤维、低升糖的粗粮和根茎类食物，并不代表需要长期、单一地食用粗粮或薯类。我还是那句话，选自己爱吃的、能长期坚持的、适合自己的、才是最好的！

下列关于主食的说法中，哪些是对的？

看到这里，你是不是有了"小小主食轻松拿捏"的成就感？那我们来做个判断题的小测试，检验一下学习成果吧！

 A 糙米是减肥界的"热量小偷"，悄悄地帮你把多余的卡路里藏起来。（　）

 B 白米粥是我的"白月光"，养胃又容易消化、热量低，减肥期可以多吃。（　）

 **C** 扬州炒饭——蛋白质、膳食纤维都含有，是我的"减脂天饭"。（　）

 D 我是蔬菜党，今天的自制便当里有我最爱的清炒藕片、水煮南瓜，还有酸菜和蚕豆，美味又减脂！（　）

其实答案并没有那么的简单和绝对，来看看我的解析吧！

A.是的。虽然糙米饭的热量和白米饭差不多，但糙米饭耐嚼，升糖慢，含有的膳食纤维能让你有饱腹感，从而能减少整体的热量摄入。血糖的剧烈波动可能会导致身体分泌大量的胰岛素，这不仅会促使身体储存更多的脂肪，还可能增加饥饿感，而低GI的粗粮能稳定血糖。

B.不对。米粥的升糖指数为88，比可乐还高，还不顶饱。减肥期间不要吃。

C.不对。扬州炒饭看上去有蔬菜和蛋白质，但却是妥妥的"糖油混合物"。

D.不对。土豆、红薯、山药、莲藕、芋头、莲子、南瓜等食物是披着蔬菜的外衣，却是碳水化合物的重要来源，作为主食用来搭配吃没有问题，但做蔬菜扎堆吃，热量就超标了。

抗糖不及时，
减肥全白搭

在分享放纵饮食法的时候，总是有人问我关于糖的问题，"糖也是碳水，那我可以用吃糖来代替碳水吗？""不甜的东西是不是就是少糖？""我是不是要戒掉所有的甜食？""把糖换成代糖，就可以放心吃了吧！"……在数千年的历史中，糖一直都存在，为什么到了现在，我们要把糖视为洪水猛兽，严防死守呢？

1 甜蜜，真的有可能变成负担

我们从天然食品中获取的糖分是有限的，而且摄入量相对容易控制。但是通过食品工业将甜味提纯，再跟其他的味觉刺激联系在一起，我们会吃下远远超出个人需要量的糖而不自知。在今天的大环境中，我们大量接触加工食品，使食物变得越来越人工化——原本的小麦变成了饼干、面条；水果和蔬菜也变成了果汁、薯条等，这些食物的能量密度大大升高，导致身体对血糖的调节跟不上饮食改变的冲击，所谓的"代谢综合征①"便出现了，就

注：①代谢综合征（Metabolic Syndrome, MS）是人体内的蛋白质以及碳水化合物等物质发生了代谢紊乱的一种病理状态，包括肥胖、高血压、胰岛素抵抗或糖耐量异常以及血脂异常。

是我们熟知的高血脂、高血糖、高尿酸、高血压等相关的代谢性疾病，长此以往还可能增加心血管疾病和某些癌症的发生风险。

在人体内能够被快速吸收的糖——包括食物中的单糖和双糖，都被称为"游离糖"。举个例子，水果里的糖因存在于细胞中，吃水果的时候需要细胞被破坏才能释放出糖，所以它的吸收速度会比果汁中的糖更慢，但是一旦将水果榨成汁，果汁中的糖就变成了游离糖。所以水果可以直接吃，但不建议榨成汁。此外，游离糖还包括在食品生产和制备过程中被添加到食品中的糖和糖浆，常见的有白砂糖、红糖、玉米糖浆、高果糖玉米糖浆、糖蜜、蜂蜜、浓缩果汁和葡萄糖，它们在配料表里的名称可能会有不同，但本质都一样。

我们提倡的戒糖并不是像戒烟、戒酒一样，把糖当成有害物质来看待，而是戒除"忍不住就想吃糖"的心瘾。2015年，世界卫生组织发布了一份关于吃糖与健康的综合报告[①]，这份报告提到了过量的摄入游离糖可能会增加超重、肥胖和蛀牙的风险；成人和儿童的游离糖的摄入量应控制在每日总热量的10%以下，相当于大约50克糖。指南中还指出，如果能够将游离糖的摄入量降至总热量的5%以下，即大约25克糖，将会给身体带来更多的益处。中国疾病预防控制中心发布的《中国居民膳食指南》，也都倡导成年人的每日添加糖的摄入量不高于50克。

注：①2015年，世界卫生组织（WHO）发布的《成人和儿童糖摄入量指南》，正式名称为《Guideline: Sugars intake for adults and children》。

2 清晰控糖，从读懂食品的标签开始

如果你有关注食品包装的营养成分表的习惯，你可能会发现有的成分表上标注了糖，有的却没有标注。没有标注的食品就不含糖吗？

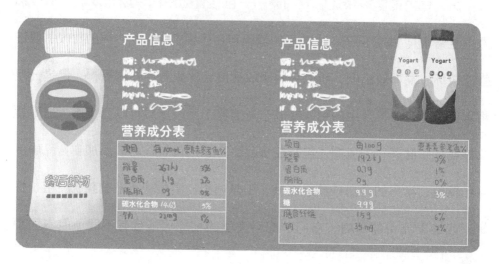

依据我国的食品安全国家标准，在预包装食品的营养成分表中，"碳水化合物"作为核心营养素，需要强制标注；而糖作为一种营养成分，可以根据需要进行选择性标注。所以，这两种标法都符合国家要求。

在上图的营养成分表中，"碳水化合物"是糖、寡糖（低聚糖）、多糖的总称，"糖"是单糖、双糖的总称（不包括糖醇）。由此可见，碳水化合物是包含糖的，只是商家可以自行选择要不要单独标注。所以成分表里有没有糖，跟含糖量其实是没有关系的。

单糖	葡萄糖、果糖、半乳糖等
双糖	蔗糖、白砂糖、红糖、麦芽糖、乳糖等

我们除了要看食品的营养成分表，同时还要关注一下配料表以获取更多的信息。按照配料表的标注标准，各种配料是按照制造或加工时加入的递减顺序一一排列的。因此，配料表中排在前几位的成分，就是该食品中最主要且含量最高的成分，可以反映食品的真实构成。

3 代糖是完美的替代品吗

现在大家越来越重视控糖了，在商品的包装和各类广告中，常常可以看到商家把"0糖"作为卖点来宣传。我们来仔细分辨一下，不同的说法表达的含义可能大不一样。有的商家打擦边球，标称自己的商品是"无蔗糖"或"0添加蔗糖"，但仔细看看配料表就发现它添加的是果糖、麦芽糖浆、麦芽糖糊精，甚至会加葡萄糖与海藻糖——它们并不比蔗糖健康，食用后的升糖效果有的还超过蔗糖！另外，有些产品标注自己是"无添加糖"，这只能说明它们在加工过程中没有额外的向食品中添加糖，但商家没有告诉你他们的原材料本身的含糖量可能就很高，比如水果干、果酱等。

因为大家都知道糖吃多了对身体不好，但是甜蜜的诱惑又很难拒绝，所以大量代糖食品紧随控糖的潮流而来，有些以代糖代替普通的糖，还成为市面上的爆款产品。那些宣扬"0糖0脂0卡"的饮料，真的能让我们甜蜜与健康同时兼得吗？

代糖为什么可以替代普通的糖？因为我们希望食物有糖的甜味儿，但又不想要糖带给我们的副作用（主要是血糖快速升高和热量增加）。而代糖又叫"甜味剂"，泛指给食物增加甜味的食品添加剂，因为其甜度很高，用量很少就可以满足口感需求，所以通常不用担心热量问题。

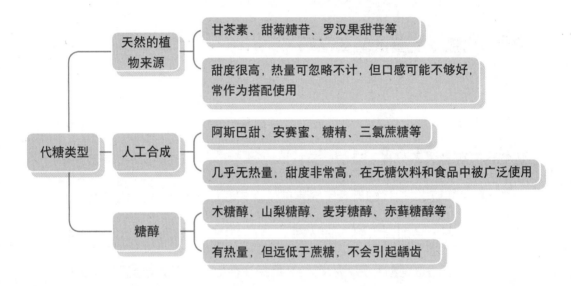

代糖类型
- 天然的植物来源
  - 甘茶素、甜菊糖苷、罗汉果甜苷等
  - 甜度很高，热量可忽略不计，但口感可能不够好，常作为搭配使用
- 人工合成
  - 阿斯巴甜、安赛蜜、糖精、三氯蔗糖等
  - 几乎无热量，甜度非常高，在无糖饮料和食品中被广泛使用
- 糖醇
  - 木糖醇、山梨糖醇、麦芽糖醇、赤藓糖醇等
  - 有热量，但远低于蔗糖，不会引起龋齿

虽然代糖的热量不高，但没有完美的替代品，我们不要以为有代糖的加持就可以对糖没有节制，减肥还是要依赖整体健康的生活方式。

4 嗜甜是一种瘾

我们会向往甜，忍不住想要更多的糖，原因之一可能是我们的大脑把"吃糖"和"快乐""奖赏"联系在一起了。这可能是源于基因当中的远古记忆，因为我们的祖先在物资匮乏的时代，吃到甜的食物就会变得愉悦；也可能跟小时候妈妈用糖果来奖赏我们有关。其次，吃糖带来的身体血糖的上升，会让我们在紧张、焦虑、压力大的时候，获得兴奋感和饱足感，此时甜食便成了慰藉我们情绪的工具。可惜，血糖的这种急速升高也会很快地迎来跌落，使焦虑会变得变本加厉。所以，戒糖就要先在意识里让食物跟情绪松绑，避免发生情绪性进食。

吃糖的时候你会有一个体会，就是糖吃得越多，对甜味就越不敏感。比如，在吃了很甜的糖果之后，再去吃平时觉得很甜的西瓜，这时可能就感觉不出甜度了。如果你是一个长期吃甜度很高的加工食品的人，很可能就不会满足于天然食物里的甜味了。想要控制糖的摄入，我们可以用循序渐退的方式，慢慢减少自己对甜度的阈值。

首先想一想，你每天吃的最甜的食物是什么？奶油蛋糕、可乐还是巧克力派？先把它们戒掉，因为有可能吃一块就已经超过了全天可以摄入的糖了。

我们每天的食物摄入主要来自一日三餐，不妨检查一下正餐的饮食里有没有含糖量高的食物，比如加了糖的豆浆、八宝粥、糖包子等，如果把糖放到零食而不是正餐里，分量相对会小，摄入的量也会得到相应地控制。

我们可以尝试用相对健康的食物来代替高糖食物。比如用花草茶代替可乐或含糖高的饮料，酸奶加水果代替巧克力等，在此基础上将茶慢慢地稀释，含糖的酸奶换成低糖或无糖的，渐渐的，你的味蕾会恢复到"重口味"之前，能品尝出天然食物里的丰富滋味了。

我们不鼓励完全停止摄入糖，因为这很可能让你出现戒断症状——对甜食有更强烈的渴望、情绪波动、焦虑、疲劳等，但是我们可以逐步减少摄入量，逐渐摆脱对糖的依赖。以下几条小经验，也许能帮你在戒糖过程中更加轻松。

1. 保证蛋白质、健康脂肪和膳食纤维的摄入：膳食纤维有助于减缓糖的吸收，蛋白质和健康脂肪有助于维持血糖的稳定；

2. 拓宽口味：尝试涉猎新的口味，尤其是自然的风味。味觉的世界拓展得更宽，对甜的单一热爱就会被分散出去；

3. 避免诱惑：减少在诱惑面前的暴露。例如，不要在家里存放甜食，不要让自己随手就能得到它们；

4. 社交支持：把你的戒糖计划告诉家人和朋友，鼓励他们一起执行。吃零食的时候，大家一起分享也是一种健康的社交方式；

5. 培养新习惯：寻找一项兴趣爱好，把精力放到吃以外的事情上。比如：打羽毛球、学跳舞或是参加徒步走，哪怕不是运动，编织、绘画也可以，这些都能让你心情愉悦，转移对甜食的注意力；

6. 庆祝小胜利：每当达到减少糖摄入的小目标时，给予自己一些非食物的奖励并告诉自己，你变得更好了。

蛋白质拍了拍你：
我的名字不仅是肉

对女生来说，最初减肥往往是希望自己"再瘦点肯定更好看"，但随着减肥过程的进行，你可能会发现除了体重还有其它的方面需要关注，比如头发和皮肤的状态，毕竟瘦下来了但是脸色蜡黄、头发稀疏的状态也谈不上美，而且你还会担心"我该不会减着减着，把身体都搞坏了吧？"

我在帮女生做体重管理的时候，一定会把健康放在第一位，这是我们作为营养师要替减肥的女生优先筑起的保障防线。经常有人问我，同样是减肥，和以前的减肥经历相比，为什么我现在的头发比以前更多，皮肤比以前更紧致，气色都比以前好了呢？不是都说减肥会有"姨妈"出走、大把大把掉头发、皮肤松弛的副作用吗？每当遇到这样的问题，我都会郑重地回答：没有什么值得我们去牺牲健康，这些副作用都不是减肥必须要承受的。

皮肤和头发的主要成分之一是蛋白质，皮肤干燥、头发脆弱和易脱落，很可能是缺乏蛋白质。蛋白质作为必需的营养素，蛋白质的缺乏会影响身体的各项功能。如果我们仅仅只考虑减肥的效果而摄入少量的蛋白质，也会产生肌肉流失、新陈代谢减缓、血糖波动易疲劳、情绪不稳定、水肿的现象；另外，缺乏蛋白质会更容易感觉"饿"，增加暴食的风险。

你对蛋白质的印象是什么？蛋白质＝肉？所以，减肥就可以大口吃肉？相信无肉不欢的你们已经开始兴奋起来了，那么，让我们重新认识一下这位熟悉而又陌生的朋友——蛋白质。

1 蛋白质怎样让我们瘦

我们把蛋白质按照来源可分为两种：动物蛋白和植物蛋白。顾名思义，动物蛋白是来源于各类动物的肉、蛋、奶；而植物蛋白则是来源于各种豆类、坚果等。

在人体的细胞和组织里，蛋白质都是重要的角色，它保证了我们正常生理活动的有序进行和身体机能的正常运转。在人体必需的20多种氨基酸中，有8种是不能由人体自身合成而必须通过饮食摄入的。动物蛋白质的氨基酸构成比例相比植物蛋白更加平衡且全面，这也是为什么我们在摄入蛋白质的时候通常都会说到"吃肉"。

蛋白质是如何给我们提供饱腹感的呢？除了因为蛋白质在胃中停留的时

间较长，消化速度比较慢之外，还因为它能增加饱腹激素的分泌，如胆囊收缩素（CCK）[1]，它们会负责向大脑发送饱腹信号，比如"喂，你已经吃饱啦，在两餐之间就不用再惦记找点什么了。"你珍贵的热量缺口因此就保住了。

除了含蛋白质的食物自身含有的热量以外，蛋白质的食物热效应也比较高，也就是说，身体在消化、吸收和代谢蛋白质时消耗的热量比较大，这种额外的能量消耗有助于减肥。

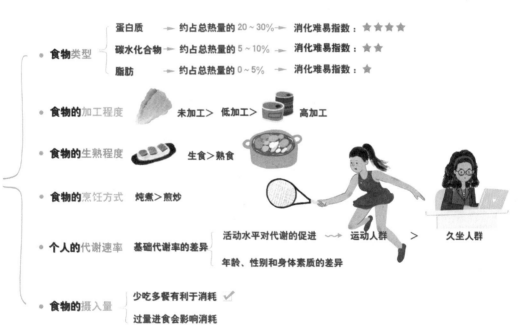

我们已经知道了肌肉对于减肥和健康的意义，而蛋白质是肌肉生长和修复的必需营养素，所以摄入足够的蛋白质有助于我们维持肌肉量，更多的肌肉会带来更多的能量消耗，也会雕塑我们的身体线条。

注：①胆囊收缩素（Cholecystokinin），多肽激素，由33个氨基酸组成。其外周作用为可刺激胃分泌胃酸，肝脏分泌胆汁，抑制回肠吸收钠和水，刺激胰岛释放胰岛素和胰高血糖素。

2 吃多少肉合适？每餐吃 1 掌

如果说碳水是让身体这辆汽车"动"起来的燃料，那么蛋白质就是这辆车中不可缺少的"骨架"了。蛋白质摄入不足会让车走几步就散架，摄入过多则"超载"。那么我们每天究竟应该摄入多少蛋白质最合适呢？

《中国居民膳食指南（2022）》中明确提出，在日常饮食中，我们每天需要摄入120 ~ 200克的动物性食物。生活中常见的肉类，其蛋白质含量平均在20%，我们可以利用自己的重量去估算自己每天需要的蛋白质摄入量。

蛋白质摄入量的估算方法：

健康成人 1克/公斤

减脂人群 0.8 ~ 1.2克/公斤

增肌人群1.5 ~ 2克/公斤

例如：一个体重为60公斤的人正处于减脂期，那么他/她每天的蛋白质摄入量为60×（0.8 ~ 1.2）=48 ~ 72克。

这就意味着这个人每天需要摄入大约48 ~ 72克的蛋白质。如果分配到三餐，每餐大约需要摄入16 ~ 24克蛋白质。

注意：这里是指蛋白质的重量，不是含有蛋白质的食物的重量。

还有一个更日常易行的方法，就是我们只需要让蛋白质在饮食中的占比达到35%，即每餐摄入自己的一只手掌大小的肉类足矣。当然，个体之间有差异，你可以根据自己的状况和感受来进行微调，对于运动量大的健身达人，蛋白质的补充量还可以适当地增加；对于消化不良或运动量较小的朋友，可以适当减少蛋白质的摄入量，以帮助胃肠道减负。

3 这些肉，放心吃

我们要摄入足够的蛋白质的同时，也要避免摄入的脂肪超标。在减肥期间，我们需要谨慎挑选含蛋白质的食物。事实上，我们在肉类的选择上也存在一定的优先级。总的原则是：鱼虾类 > 去皮禽类 > 瘦牛羊肉 > 瘦猪肉。

常见肉类中蛋白质和脂肪的含量		
肉类	蛋白质含量／100 克	脂肪含量／100 克
鲫鱼	13 ～ 20 克	＜ 2 克
鸡胸肉	23.3 克	1.2 克
兔丁	21.5 克	0.4 克
牛里脊	20 克	4.2 克
猪瘦肉	29 克	6 克
猪肥肉	2 克	几近全部

资料来源：中国营养学会.中国居民膳食指南（2016）.北京：人民卫生出版社，2016.

由此可见，鱼类和禽类更适合作为减肥期间蛋白质的补充来源。尤其是鱼类，它除了含有的蛋白质高于畜禽类，其所含有的多种不饱和脂肪酸，也是降低胆固醇的好帮手。所以我们鼓励在条件允许的情况下，每周至少要吃2次深海鱼，鱼类和畜禽肉的食用量都应该达到300 ～ 500克。如果你有喜食肥肉、烟熏肉和腌制肉的偏好，很不幸它们或是高油、或是高盐，在减肥期间真的不建议食用哦。

4 除了肉，这些也可以吃

提起蛋白质，很多人就只能想到肉，其实我们选择的食物完全可以更丰富一些。豆类、奶制品中也含有丰富的蛋白质。豆类、奶类在进行简单地加工后，品质会更高、更加卫生，蛋白质的吸收也会更高。若采用增加添加剂、油炸等加工方法，豆、奶制品中的营养就会被破坏，我们要避开这类深加工的食物。

选购奶制品时，一定要看配料表，配料表越短表示食物越干净。配料表里只有"生牛乳"以及"乳酸菌"等菌种的奶制品，才适合减肥人群。果奶和有各种添加剂的酸奶中往往会加入较多的糖、浓缩果汁、香精等调味剂，热量自然就上去了。而脱脂牛奶是在去掉了一些脂肪的同时，也让维生素A、维生素D、维生素E、维生素K等脂溶性维生素一同被去除了（声明：并没有说脱脂牛奶不好的意思），我介意的是它降低了喝牛奶的幸福感，减少的脂肪也有限，咱们不如去别处省省吧。

在植物蛋白里，豆类以各种各样的形式出现，深受大家的喜爱。像黑豆、黄豆、青豆，就是妥妥的高蛋白食品。大多数的豆制品都是由大豆的豆浆凝固而成，热量低且富含植物蛋白。但也有一些豆制品因为其特殊的加工方法，悄悄变身为热量"刺客"，最常见的就是腐竹，它是由豆浆煮沸后，其表面形成的油脂薄膜经过油炸、风干而制成的。100 克腐竹的热量可以抵两碗米饭！所以一定要避开腐竹哦。

减脂期的豆制品红黑榜

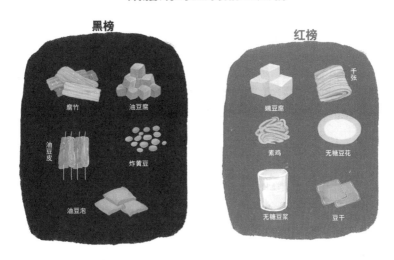

说了这么多，我们还没有说到蛋白质的来源——鸡蛋。其实，鸡蛋也是补充蛋白质的优质来源，它不仅蛋白质含量高，而且还含有多种维生素和矿物质，如维生素 D、维生素 B_{12}、硒和铁等。鸡蛋易消化、热量相对低，还经济实惠。从烹饪方式上来说，煎、煮、炒、蒸，它都可以（螺蛳粉里的炸蛋除外）。有些人会对鸡蛋中的胆固醇有芥蒂，但最新的医学研究证明，大多数人适量摄入鸡蛋并不会显著影响血液中的胆固醇，但有特定健康问题的人食用鸡蛋前还是应该先咨询专业的医生或营养师。过敏体质的人也要小心，因为鸡蛋是一种常见的过敏原。根据《中国居民膳食指南》的建议，正常成年人每周应摄入 280 ~ 350 克蛋类，以一个 50 ~ 60 克的鸡蛋来计算，大约是每周吃 6 ~ 7 个鸡蛋，就是"每天 1 个蛋"。

当然，各种谷类、坚果中同样也有蛋白质的存在（除非你是素食主义者，否则我们不建议你把它们作为主要的蛋白质来源）。在日常生活中，植物蛋白和动物蛋白要搭配食用，千万不要把减脂餐理解成每天苦哈哈地啃菜叶子，食材只有多样化才能做到平衡膳食，才能吃饱且吃好地"放纵减肥"。

下列关于蛋白质的说法中，哪些是正确的？

A 吃蛋白质就是吃肉。

B 吃肉不会长肉，所以减肥期间可以放心吃。

C 蛋白质有很多好处，所以摄入量是越多越好。

D 豆类食物不容易消化，所以不宜选择它作为蛋白质的来源。

E 吃素的人摄入的蛋白质也是足够的。

解析:

A. 不正确。蛋白质存在于多种食物中，包括豆类、豆制品（如豆腐和豆浆）、奶制品、坚果、种子、全谷物以及蔬菜等。

B. 不完全正确。适量吃肉，特别是瘦肉，对于减肥和维持健康体重的确有益，但是要控制分量，并采用健康的烹饪方法。

C. 过量的蛋白质摄入可能会给肾脏带来负担，并可能导致脱水和电解质失衡，所以蛋白质的摄入并不是越多越好。

D. 有一定道理但有办法解决。一些豆类中的蛋白质，可能含有某些抗营养因子，如胰蛋白酶抑制剂，这些物质可能影响蛋白质的消化，但可以用一些烹饪的手段来改善。比如提前浸泡软化、使用压力锅焖煮、将豆子发酵后食用（比如纳豆）、加醋或柠檬汁，配合番茄或柑橘类富含维生素C的食物同煮，等等。

E. 正确。吃素的人也有丰富的植物性蛋白质食谱。豆类有黑豆、红豆等，豆制品可以吃豆腐和豆浆，全谷物比如糙米、燕麦、藜麦等，还有各种坚果和种子，比如杏仁、核桃、亚麻籽等。如果饮食中难以获得足够的蛋白质，可以考虑使用蛋白质补充剂，如豌豆蛋白或大豆蛋白粉等。

跟好脂肪交朋友的人，
先享受世界

我们说的减肥，大多数情况下都是指减脂，即减掉体内的脂肪，这就让我们很容易把脂肪钉上"致胖"的原罪和耻辱柱的标签。难道脂肪一定是我们的敌人吗？

1 对身体和减肥都重要

不可否认，过量的脂肪确实会让我们变胖，这是由脂肪细胞的特性来决定的。我们在p83已经知道了"食物热效应"的概念，因为蛋白质的热效应高，所以在消化的过程中会消耗很多的热量。脂肪就不一样了，人体吸收脂肪时的热效应只有2%～5%，这就意味着人体对脂肪的热量几乎照单全收，而且脂肪本身无上限性，只要你敢吃，它就敢膨胀。

用"吃什么补什么"来形容脂肪，真的是太贴切了。但可怕的是500千卡蔬菜几乎能填满你的胃，而500千卡的油脂还不够塞牙缝，偏偏它还那么香。当我们自己动手做饼干的时候仅仅加了1汤匙黄油，就能让你不知不觉地多吃下100 ~ 102千卡的热量。美味的高油脂食物常常让人欲罢不能，一不小心就会导致热量摄入过多。

那么，很多减肥的女生会对我说，"那我就坚决不吃脂肪，一口也不吃。"她们将脂肪一棒子打死，但我可要替脂肪打抱不平了。当你完全戒油饮食一段时间后，你很快就会发现自己饿得更快了，而且对高热量食物更加贪恋，进而导致减肥反弹，这是因为身体在告诉你：油脂有着不可替代的作用。

脂肪的作用一是由于油脂在胃里留存的时间较长，能防止饭后的饥饿感来得太快；二是因为人的生理活动无时无刻都离不开能量的消耗，而脂肪又在供能方面起着重要的作用。

除此之外，脂肪还默默承担着人体的保温和保护功能。"胖子怕热，瘦子怕冷"这句俗话就是这么来的。脂肪能让人处于一个恒定的正常温度，同时也包裹、保护内脏器官避免外部冲击。脂肪还是女性体内的一种不可或缺的原料，用来制造雌激素。如果脂肪的摄入量过低，可能导致月经不调甚至不孕。根据《牛津期刊》提供的数据，维持女性月经正常的体脂率至少要达到17%，维持女性的正常生育功能的体脂率建议达到22%，所以，如果你是未孕或者备孕的女性，适当地增加脂肪是很有必要的。

此外，对于各种脂溶性维生素，比如维生素A、维生素D、维生素E、维生素K，如果缺少了脂肪这个CP（Couple的缩写，意为配对、组合），就没法被人体吸收和利用。人体的代谢也离不开脂肪，因为身体里面有一种激素叫"瘦素"，它在调节食欲、抑制脂肪细胞合成的过程中起到了主要的作用，而瘦素就是在脂肪组织中生成的。

2 "好"脂肪，吃多少？

脂肪也有好坏之分，既然它被身体需要，那就尽量选择好的脂肪来吃吧。不管是鱼、肉、蛋、奶等食物中的脂肪，还是做饭用的油，都会在体内转化为脂肪酸并被身体消化和吸收。脂肪酸有不同的分类。

食物中的脂肪酸

★必需脂肪酸

饱和脂肪酸　　**多不饱和**脂肪酸　　**单不饱和**脂肪酸

n-6
多不饱和脂肪酸

n-3
多不饱和脂肪酸

γ-亚麻酸
母乳
月见草油

★亚油酸
大豆油
玉米油
葵花籽油

ARA
瘦肉
蛋、鱼
亚油酸
合成

DHA
海藻
深海鱼
亚麻酸
合成

★α-亚麻酸
胡麻油
紫苏籽油
亚麻籽油

EPA油酸
海藻
深海鱼
亚麻酸
合成

尽量少吃
来源太广泛，不耐热

适当吃，推荐凉拌、蒸煮
大多数中国人缺乏的必需脂肪酸

猪油
椰子油
牛油
奶油

尽量少吃
除非是高温油炸
稳定的高温产生的有害物质少

炒菜推荐
健康、耐热

山茶油
橄榄油
低芥酸
菜籽油

这里提到的脂肪酸都是人体所必需的，需要从食物里获取。世界卫生组织（WHO）建议：每日摄入的饱和脂肪酸的量不超过总热量的10%；《中国居民膳食指南（2022）》中要求健康居民将每日烹调的油量控制在25 ～ 30克，减肥者还需要在此基础上适当减少用量。

正在减肥的你，每日的脂肪摄入量需要多少？这个公式可供你参考计算：0.8 ~ 1.2克/公斤。

需要注意的是：这个公式里不是仅烹调油的用量，也包括食物中的脂肪含量哦。具体应该吃多少，以下图表中给出的分量可供你参考。

每天应该吃多少脂肪		
种类	摄入量	脂肪含量
植物油	25 克	25 克
鸡蛋	60 克（1 个）	5 克
全脂牛奶	300 毫升	10 克
坚果（松子、杏仁、榛子、腰果等）	10 克	5 克
合计		45 克

肉类脂肪含量的差异大，选 1 ～ 2 种搭配食用，总摄入量控制在 50 克以内 猪肉＞鸭肉＞牛肉＞羊肉 ＞ 鸡肉＞海鲜		
猪肉	50 克	15 克
鸭肉	50 克	10 克
牛肉	50 克	4.5 克
羊肉	50 克	3 克
鸡肉	50 克	3 克
海鲜	50 克	2 克

想要摄入更多的优质脂肪，我会推荐你选择坚果、牛油果、橄榄油、鱼油这类含不饱和脂肪的食物，因为它们含有油酸、亚油酸等物质，相比饱和脂肪酸，它们的胆固醇含量更低。鱼油中所含的 EPA 和 DHA，能有效降低胆固醇和甘油三酯，帮助人体维持低浓度的血脂水平，北极的爱斯基摩人的食物里的脂肪含量不低，但是他们很少有心血管疾病，就是因为他们长期摄入优质脂肪的原因。至于其他动物油、植物油、椰子、可可这类富含丰富饱和脂肪的食物，也可以适量吃，但需要严格控制用量在 25 克左右。

还有一类图表里没有提到的脂肪，是我们的敌人，它叫反式脂肪。天然的反式脂肪在牛羊肉、牛奶及奶制品中少量存在，但我们需要警惕的是大量出现在各种加工食物中的人造反式脂肪。

3 狡猾的反式脂肪

世界卫生组织统计的资料显示，全球每年有多达50万人死于食用反式脂肪，而给人类带来这么大危害的反式脂肪，其实大部分都是人工制造的。

人们用给植物油加氢的工艺，让油在室温下凝固，形成氢化植物油。这种氢化植物油价格便宜，不易腐败，用它制作的食物的保质期更长，所以它在现代食品工业中被广泛使用。有些餐馆的油炸食物也会使用这种氢化植物油，因为它不用像其他油一样，必须经常更换。

但这样的加工工艺，却给我们带来了最不想看到的一系列恶果：

- 肥胖，尤其是腹部肥胖；
- 大大增加心血管疾病的发生风险；
- 增加心脏病、脑卒中和 II 型糖尿病的发生风险。
- 干扰胰岛素受体的功能；
- 导致记忆力下降，增加阿尔茨海默病的患病率；
- 影响生育功能：降低产生性激素所必需的酶系统活性。

总之，反式脂肪会让我们变胖、变笨、变得不健康。不单是减肥的人需要远离它，大家的日常生活也要远离它，可它偏偏非常善于隐藏自己，它的"变身术"往往会让人猝不及防。

我们平时在购买食物时，一定要睁大眼睛看清配料表，看看有没有以下这些化名的存在。食品标签上即使标注了"0脂"，也不代表安全，因为按照我国的食品配料标注的规定，只要反式脂肪≤0.3克/100克，都可以标注为"0"，所以"0脂"不代表一点儿反式脂肪也没有哦，这就是我鼓励你们少吃加工食品的原因哦。我们说的"好好吃饭"，是吃真正的食物，即它们本来的味道。

如何减少饮食中不健康脂肪的小 Tips

● 养成阅读食品标签的习惯：选择反式脂肪含量为0的食物，避免购买成分中含有代可可脂、起酥油、植物奶油、人造奶油、人造黄油、奶精、植脂末、人造酥油等的食物；

● 选择瘦肉、鱼和禽类（减少五花肉、肥肉的摄入），处理肉类时，去掉可见的肥肉和禽类的皮；

● 去掉冷藏肉汤上面的一层油脂后，再加热食用；

● 做沙拉时，食材用坚果、橄榄、奶酪等，用橄榄油、醋等清淡的沙拉酱代替富含奶油的沙拉酱；

● 避免油炸食品，烤肉时用烧烤架而不是把肉包起来烤，这样可以让肉中的油脂烤出、滴下；

● 外出就餐时，选择清淡食品，避免食用加入了很多酱料的重口味食品；

● 用水果、酸奶等代替餐后甜点，如冰淇淋、蛋糕等。

4 减肥不反弹，得"脂肪大人"点头

脂肪不仅是能量的仓库，还是调控全身能量出入的"军师"。当你在减肥的时候，脂肪可能会如临大敌。当它检测到你的能量损失太多，它就会未雨绸缪，为可能到来的"饥荒"储存"战备粮"，这也是为什么我们一再强调不要节食，因为节食会导致这位"军师"对着大脑不停地发出指令，如"那个看起来是不是很好吃，多吃一点吧"，其实这种情况下不可抑制的"馋"不能怪你。当你的体重下降得太快，你很快就会发现身体整体的耗能降低了，代谢变慢变少了，这就是我们都熟悉但又不愿意面对的"平台期"。

脂肪的这种"为我好"的操心性子，是人类在进化的长河里形成的，我们不能责怪它管得太多，但是怎么能使它在我们的减肥路上不那么努力地做拦路虎呢？

记住：不要追求快速减肥，以免激发脂肪的警觉，要好好吃饭，让每天的脂肪摄入量满足我们的身体所需，戒掉各种深加工食物，杜绝反式脂肪，别再让脂肪为我们操心了。

补充膳食纤维，
实现体重自由

在我的减肥饮食指导的工作中，保证"不便秘"是一个很重要的课题。我们与上一辈相比，很大程度上是因为我们这一代人的饮食结构里的蔬菜比例大大减少了。我国的传统饮食里的膳食纤维还是很丰富的，尤其是近些年来随着生活水平的提高和食品工业的发展，情况有了变化，比如我之前遇到的一位27岁的年轻女生——茶茶，就是同期减脂营里出了名的不爱吃蔬菜，在进营前一直有便秘的习惯，后来经过营养师系统的指导，改良饮食方案，摄入足够的膳食纤维，她才逐渐改善了便秘的习惯。

1 膳食纤维可不是"糙汉子"

膳食纤维是人体无法吸收的一种营养素，从吸收的角度来看，难咬的膳食纤维可以让我们增加咀嚼次数，提高唾液中淀粉酶的分解效率，还能在吸收水分后膨胀起来，增强饱腹感，有效限制食物的过量摄入。从代谢的角度来看，膳食纤维能帮助我们排泄、预防便秘，避免肠道中的菌群失衡，同时它也是清扫血清胆固醇的一把好手，能促进人体血脂和脂蛋白的代谢，防止胆固醇和甘油三酯在淋巴中安营扎寨。膳食纤维还能帮助你在放纵中瘦下来，在减脂餐中扮演着非常重要的角色。

补充膳食纤维就是吃绿色蔬菜吗？不止于此。膳食纤维广泛存在于蔬菜、水果、全谷物、豆类和坚果中，分为可溶性和不可溶性两种。可溶性膳食纤维大多数能被肠道内的益生菌消化、代谢和利用，可以减缓消化速度，让人有饱腹感；不可溶性膳食纤维则大多数不能被肠道内的益生菌消化、代谢和利用，但可以维持消化道的健康，帮助排便。在大多数的高纤维食物里，两者其实是并存的。膳食纤维的作用远不止能帮助我们保持排便规律，还与我们的情绪、大脑、体重都有着密切的联系。

很多人会望文生义，以为有筋的蔬菜和口感粗糙的食物的膳食纤维的含量才高。其实，这与食物的粗糙程度没有必然联系。举个例子，猕猴桃比菠萝口感细腻，但是猕猴桃的膳食纤维的含量是菠萝的2倍；红薯吃起来没有筋，但是它的膳食纤维的含量也非常高。因此，从食物的外貌上并不能一眼看出膳食纤维的含量。我们在下表里列出来的食物，就是常见食物中高膳食纤维的"优秀代表"。

常见的高膳食纤维食物（标红的食物为特别优秀的高膳食纤维食物）

食物种类	常见的高膳食纤维食物				
谷物类	糙米	熟燕麦	玉米	藜麦	黑米
杂豆类	绿豆	红豆	黑豆	黄豆	鹰嘴豆
水果类	猕猴桃	柚子	火龙果	苹果	香蕉
蔬菜类	菠菜	西蓝花	番茄	黄花菜	秋葵
面食类	意大利面	通心粉	玉米饼	全麦面	荞麦面
海产品类	紫菜	龙须菜	海葡萄	海带	裙带菜
菌菇类	口蘑	杏鲍菇	平菇	金针菇	香菇
坚果类	奇亚籽	巴旦木	松子	腰果	核桃

很多人看到蔬菜在烹调之后变软，就以为其中的纤维被破坏了，其实，膳食纤维是非常稳定的，炒制、加热是不会让它被破坏、分解的。不过，蔬菜在高温下倒是会损失一些维生素。

2 95% 的人都没吃够纤维素

"虽然有营养，但也要控制量"——这句话经常被挂在嘴边，但对于蔬菜，我们可以大大方方地说：多多益善。这是因为大多数人都没吃够量！据《中国居民膳食纤维摄入白皮书》显示：中国居民膳食纤维的摄入普遍不足，且呈下降的趋势，目前每日人均膳食纤维(不可溶)的摄入量为11

克，与《中国居民膳食营养素参考摄入量》中膳食纤维的推荐量（每人每天25 ~ 35克）相比，能达到适宜摄入量（25克/天）的人群不足5%。

因95%的人没有吃够量，所以为了方便，我通常给出的建议食用量为：双手捧起来的1捧。每当我提到这一点，都会重点提醒是每餐哦！而我往往获得的反应是："这么多啊！我还以为我平时的蔬菜吃得算多的呢。"对减肥人士来说，好消息是多食绿叶蔬菜不会增重，因为绿色植物的营养素密度很大，在得到大量营养成分的同时，摄入的热量几乎可以忽略不计。也就是说，即使你吃蔬菜吃到撑，也仅仅只有一两个鸡蛋的热量。

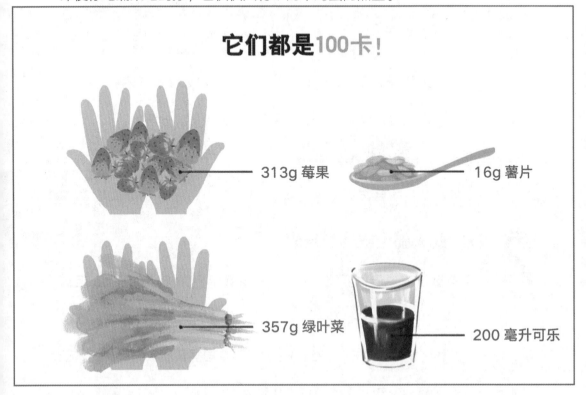

它们都是100卡！

313g 莓果

16g 薯片

357g 绿叶菜

200 毫升可乐

为了达到均衡饮食的目的，我们每天的蔬菜、水果的摄入量至少要达到500克。当然，我们也不能完全用蔬菜来代替其他的食物，以防止营养不良。

3 我们真的需要"超级食物"吗

这两年关于"超级食物"的风很大：藜麦、鹰嘴豆、巴西莓、牛油果、羽衣甘蓝……这些食物对我们来说很新鲜，价格也不菲，这是因为超级食物的概念最早是从国外传来的，是外国人食物里的日常食材。超级食物并不是一个严谨的医学或营养学名词，它的本意是指那些营养密度高，富含纤维素、矿物质和抗氧化剂的食物，通常具有较低的热量。拿生菜和羽衣甘蓝来说，两者都是很健康的食物，但由于生菜的主要组成物质是水，所以单位体积的营养密度远远没有羽衣甘蓝高。我们身边其实也不乏营养密度高的食物，比如西芹、胡萝卜、甜椒、鲜枣、猕猴桃……它们富含的维生素、矿物质、抗氧化剂、膳食纤维，一点儿也不逊于那些听起来很"时髦"的食物。

超级食物确实含有丰富的营养价值，但每种食物都有自己的优缺点，例如牛油果，虽然拥有优质脂肪和20种以上的营养成分，但它的热量很高，不宜过多摄取。

4 让你的餐盘"彩虹"起来

我们追求超级食物的同时还有需要注意的地方，因为食物是一个整体，并不是单一的，所以我们需要清楚的了解它们各自含有什么成分，但对于普通人来说未免过于烦琐，事实上有更简单的办法让我们来了解食物的成分。

许多食物的颜色与它所含有的化学物质脱不开关系。

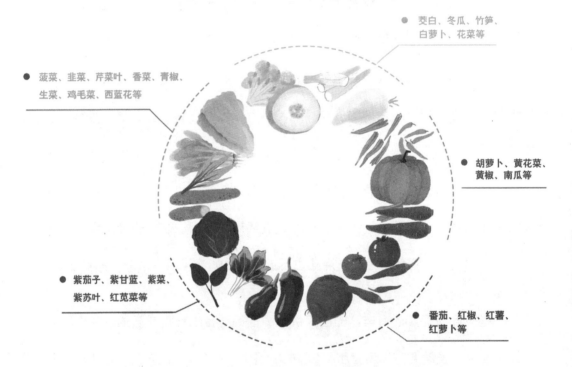

- 茭白、冬瓜、竹笋、白萝卜、花菜等

- 菠菜、韭菜、芹菜叶、香菜、青椒、生菜、鸡毛菜、西蓝花等

- 胡萝卜、黄花菜、黄椒、南瓜等

- 紫茄子、紫甘蓝、紫菜、紫苏叶、红苋菜等

- 番茄、红椒、红薯、红萝卜等

从营养素的角度分析，深色蔬菜中的维生素含量比浅色蔬菜高出不少，但白色蔬菜也有它独特的地方，所以我们还是要吃各种颜色的蔬菜。有一类蔬菜的表面颜色深，营养价值很高，但里面却是浅色的，比如茄子、黄瓜，吃这一类蔬菜的时候，我们最好连皮吃，不要削皮。

让不同食物搭配在一起，营养可以达到最大化。没错，在食物的世界里，真的存在"天作之合"。比如豆腐和海带，豆腐中的皂角苷能抑制脂肪的吸收，但是该成分会造成机体碘的缺乏，而海带中富含人体必需的碘，虽然碘含量过多也会诱发甲状腺疾病，但两者同食，就能使身体处于平衡状态；再比如菠菜和柠檬汁，菠菜中的铁元素与柠檬中的维生素C搭配，有助于提高铁的吸收；还有西蓝花和胡萝卜，西蓝花中的维生素C与胡萝卜中的β-胡萝卜素搭配，有助于增强维生素C的抗氧化能力。

健康饮食有一个重要的原则——吃出"彩虹"，意思是如果你可以保证你的餐盘里有各种各样的颜色，就有可能保证你的食物多样化，这就是最健康的饮食方式。

每日摄入膳食纤维25 ~ 35克，是以天为单位，很多人的传统早餐是习惯喝豆浆，吃米面，很少会吃蔬菜，那我们就在另外两顿有意识地多吃蔬菜，把整体的量补回来。我们在点外卖的时候，如果以前只顾着点主食，现在请记得多点一份青菜。如果蔬菜实在是吃不够量，一些膳食纤维的补剂对人体也有帮助。当然啦，我们建议还是吃真实的食物。

为了能发挥食物营养素的最大功效，烹饪和进食也有一些小技巧。比如一些容易被冻伤的蔬菜，不要放入冰箱；番茄所含的番茄红素在煮熟过程中，细胞壁慢慢破裂时它才能被释放出来，番茄红素也是脂溶性的天然色素，和油脂一起加热后才能被利用；β-胡萝卜素也需要在油脂环境中才能转化成维生素A。我们平常吃的番茄炒鸡蛋、番茄炖牛腩等，就是充分地释放食物的营养。还有一点，就是择菜时，我们要尽可能地保留蔬菜的根茎、老叶，如菠菜根、白菜老叶、芹菜叶、萝卜缨等，这些常常被扔到垃圾箱的部分，其实往往比留存的蔬菜的膳食纤维更丰富。只要你花一点心思把它们处理好，你就会发现它们其实更有风味，比如湖南人喜欢吃的凉拌香菜根等。

① 将洗净的香菜根切下，用刀拍出汁水

② 加入料汁：1勺生抽、1勺陈醋、0.5勺香油、1勺蒜末、0.5勺小米椒、1勺油泼辣子，搅拌均匀即可

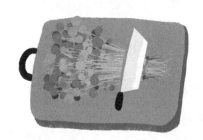
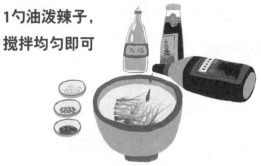

5 多喝水，保持大便通畅

膳食纤维的一大特性就是易吸水膨胀。当膳食纤维大量进入人体时，如果没有水分的摄入，可能就会导致膳食纤维吸收肠道内的水分，使便便中的水分减少造成排便困难。所以，增加膳食纤维的摄入的同时，还要多补充水分。

每天吃的维生素，
你吃对了吗

如果把身体比做成一辆汽车，那么碳水化合物就是发动机，蛋白质就是车架，维生素应该就是润滑剂或火花塞。虽然维生素的需要量很少，单位是毫克、微克，但它们所起的作用却是不可忽视的。肥胖人群缺乏维生素是很常见的现象，聪明的减肥人士一定要了解维生素缺乏给我们的身体带来的危害。让我们先来认识一下维生素家族的主要成员吧。

维生素通常分为两类

水溶性维生素：维生素C、B族维生素等；

脂溶性维生素：维生素A、维生素D、维生素E、维生素K等。

1 维生素D：缺了它会胖，胖了更缺它

跟减肥关系最密切的维生素要算维生素D了。肥胖与维生素D是互为因果的关系。

首先，维生素D缺乏会间接的引起肥胖。维生素D在调节脂肪细胞的分化和脂肪的生成中起着重要的作用，如果我们体内的维生素D的含量不足，可能会影响瘦素的正常分泌与功能，从而干扰维生素D对食欲的有效调控，导致饮食行为调节失衡，让我们增加不必要的热量。

瘦素是由脂肪细胞分泌的一种激素，它在调节人体的摄食行为、能量平衡、内分泌功能和免疫功能等方面发挥着重要的作用。正常情况下，当我们体内的脂肪减少或能量不足时，血清中的瘦素水平就会下降，从而激发食欲并降低能量消耗；相反，当体内脂肪增加时，血清中的瘦素水平就会升高，从而抑制食欲并加速新陈代谢。

维生素D的缺乏会干扰瘦素的正常工作，让它没法好好地发出信号——告诉身体应该多吃点还是少吃点，能量要存起来还是被利用掉。

反过来，体重的增加也可能导致维生素D的进一步缺乏。与体重正常的人相比，超重人群的维生素D缺乏的风险更高，同时，他们对维生素D的需求也更多，因为超重人群大多可能不喜欢户外活动，他们觉得自己胖都穿得比较保守导致光照不足，而阳光照射是人体自然产生维生素D的主要方式，长此以往，这类人就更加缺乏维生素D了。另外，这类人群的血液中的胆固醇、葡萄糖、胰岛素水平可能比正常人高，他们也会抑制维生素D的代谢。

所以，体重已经超过正常水平的人，补充维生素D是非常有必要的。因为太阳光中的UVB（紫外线）辐射是维生素D合成的关键因素，所以，当我们在晒太阳时，皮肤不要被衣物遮挡，也不要涂抹防晒霜，更不要隔着玻璃晒太阳。如果你做不到这些，或者所在地区的日照不够或是担心晒太阳会伤害皮肤，那么你也可以考虑用外源性的维生素D来补充，比如从日常食物中摄取，或是使用维生素D补充剂等。

深海鱼是补充维生素D的好食材，但因日常很难从食物中吃够量，所以我建议还是把维生素D作为日常必备的补剂。

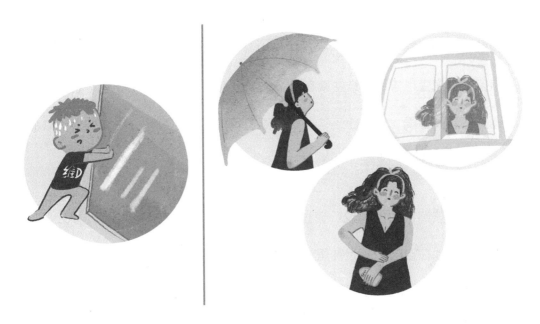

打伞、隔窗、涂防晒，都会影响日照对维生素D的摄入

2 B族维生素：照顾身体也关照心理

在我们的减肥大业中，另一个积极参与的维生素就是B族维生素。虽然其他维生素也有不同的形式，比如维生素A_1（视黄醇）和维生素A_2（3-脱氢视黄醇），它们各自有其独特的化学结构和生理功能，但B族维生素就不一样了，它是一个多样化的复合群体，它们在人体中的作用是相互关联的，通常在食物中共存，并且在代谢过程中需要彼此的配合，因此它们被归为一个"族"。

B族维生素在减肥中的作用，往往会被我们忽视。我们先来看一个案例吧。

小林是一位25岁的办公室白领，她一直有减肥的需求，起初，她尝试按照减肥食谱调整自己的饮食，也积极运动，但减肥效果并不理想，她为此感到非常沮丧。在公司组织的一次体检中，小林被告知她体内的B族维生素水平偏低，医生也告诉她维生素B_1（硫胺素）和维生素B_2（核黄素）在能量代谢方面至关重要，如果缺乏这些维生素，可能会导致身体无法有效地燃烧脂肪，从而影响减肥效果。

小林按照医生的建议，通过饮食和补充剂来提高B族维生素的摄入量。她有意识地在自己的减脂餐里增加了富含B族维生素的食物，如全谷类、瘦肉、鸡蛋、绿叶蔬菜和坚果。此外，她还开始服用医生推荐的复合维生素B补充剂。

接下来的几个月，小林发现自己的新陈代谢加快了，即使还是与以往保持一样的运动量，但体重也开始逐渐地下降。经过半年的努力，小林成功地减掉了10公斤体重，此时，她感到精力充沛，皮肤和头发的质地也都有所改善。

通过这个案例我们可以发现，B族维生素的补充不仅能帮助我们实现减肥目标，还能提高整体的健康状况。从功能上来说，B族维生素对减肥的作用主要体现在身体的新陈代谢过程中，因为它能帮助我们促进身体的代谢，燃烧脂肪，提高基础代谢率，在休息时也能让身体更有效地消耗热量，而且摄入足够的B族维生素，还可以帮助我们维持头发的强度和光泽以及皮肤的健康和弹性。

那么，您是不是觉得B族维生素是我们女生的"宝藏维生素"呢？

名称	食物来源	对减脂和美容的作用
维生素B₁(硫胺素)	豆类、糙米、牛奶、家禽	有助于促进体内糖类的代谢，促进肝糖的消耗和利用，可避免糖类转化为脂肪并囤积；改善皮肤炎症。
维生素B₂(核黄素)	瘦肉、蛋黄、糙米、绿叶蔬菜	可以帮助燃烧脂肪，使身体的脂肪转化为能量被消耗掉，避免脂肪的堆积。
维生素B₃(烟酸)	动物性食物、肝脏、酵母、蛋黄、豆类	对新陈代谢同样重要，有助于维持皮肤健康，改善神经系统和消化系统的功能。

名称	食物来源	对减脂和美容的作用
维生素B_5（泛酸）	酵母、动物肝脏、肾脏、糙米	有效地帮助修复敏感肌，还能补水和抵御皮肤伤害。
维生素B_6（吡哆素）	瘦肉、果仁、糙米、绿叶蔬菜、香蕉	促进蛋白质和氨基酸的代谢、血红蛋白的合成及肌肉的生长。
维生素B_7（生物素）	动物肝脏、肉类、蛋黄、牛奶、糙米、水果	预防脱发和"少白头"，维护头发健康。
维生素B_9（叶酸）	牛奶、鸡蛋、谷物、莴苣、菠菜	促进血红细胞的生成。
维生素B_{12}（钴胺素）	动物肝脏、鱼、肉、蛋和奶制品	促进新陈代谢，有助于减少脂肪的堆积。

B族维生素不仅照顾我们的身体，还关照我们的心理，因为它有助于减轻我们的压力，让我们减少焦虑或忧郁的情绪，从而提升我们的正面情绪，这些都是在减肥过程中可能会遇到的心理挑战。

缺乏B族维生素会让人出现怠滞和食欲不振，而人体自身是无法自行制造和合成B族维生素，所以我们需要从饮食中摄取。在日常的饮食中，我们可以通过食用全谷物、低脂肉类、动物内脏、水果和深海鱼类等食物来补充，它们不仅含有丰富的B族维生素，还能提供其它的必需营养素，以帮助我们维持健康的减肥过程。

如果你的日常饮食中缺少以上列举的这些食物，你也可以考虑使用补剂，具体的剂量还是应该在专业医生的指导下进行，以避免过量摄入产生副作用。当然，均衡的饮食和适量的运动才是关键因素。

3 维生素 C：为燃脂开个小灶

说起维生素 C，你可能会联想到酸酸甜甜的橙汁。其实，维生素 C 和燃烧脂肪有着密切的关系。国外研究表明维生素 C 能帮助人体合成肉碱[①]，促进脂肪的分解和燃烧。如果我们体内的肉碱含量不足，可能会导致脂肪囤积形成脂肪组织。此外，维生素 C 还有助于提高运动时脂肪的燃烧率。研究显示，维生素 C 摄入充足的人在运动时燃烧的脂肪比摄入不足的人要多 30%，这个数据是不是太诱人了！

有一部分减肥期的女性可能会出现铁元素缺乏，而维生素 C 能促进铁元素的吸收，以帮助我们维持正常的能量水平和新陈代谢，此外，身体脂肪量的增加还会导致体内炎症的增加，而维生素 C 也有助于预防这种低度炎症。

自然界里的大部分动物都有自身合成维生素 C 的能力，唯独人类和灵长类动物（大猩猩、猿猴、猴子）无法自主合成，它们需要每天从天然的食物中去获取。如果你的饮食习惯不好，蔬菜和水果的摄入量不足，尤其是还有吸烟（一支香烟会氧化约 25 毫克的维生素 C）的习惯，那你可能会有维生素

注：①肉碱，是一种类氨基酸，可以通过生物合成方法从赖氨酸及蛋氨酸两种氨基酸合成产生，在体内与脂肪代谢成能量有关。

C缺乏的风险，需要多加补充。

大多数的新鲜蔬菜和水果都含有维生素C，如猕猴桃、草莓、樱桃、柑橘、石榴、柠檬、番茄、青椒、甘蓝、卷心菜、菜花、油菜、萝卜等。如果你的日常饮食中缺乏这些食物，也可以考虑从补剂中摄入。

维生素的家族成员还有很多，比如维生素A、维生素E以及维生素K等，它们可能对减肥本身并不产生直接的作用，但身体是一个有机整体，整体的健康是达到好的减肥效果的基础保证，所以我们要尽量保证日常饮食的多样化，吃各种各样的原生食物，如果需要补充某种维生素，需提前咨询专业医生或听取营养师的建议，千万不要过量补充。我们还要做到定期体检，因为血液检查可以帮助你了解自己的营养状况，及时发现并纠正维生素的缺乏或过量，还要戒烟和保持规律作息，因为好的生活习惯会让维生素家族能更好地为我们的健康减肥保驾护航。

以下关于维生素的说法哪些是错的?

A 如果感到情绪低落，B 族维生素可以让我的天空"由灰转蓝"。

B 维生素对身体有好处，但对减肥意义不大。

C 补充维生素靠保健品，平时吃饭不用管。

答案解析

A对的。B 族维生素，特别是维生素B_6和维生素B_{12}，对神经系统和情绪的调节有积极作用。

B错误。维生素在减肥过程中扮演着重要的角色，它们可以帮助人体提高新陈代谢、产生能量、维持健康的消化系统以及促进营养素的吸收。

C错误。维生素补剂不能替代均衡饮食。食物中的营养成分相互作用，更为全面，而且不同食物的协同作用也会增强维生素的吸收效果。举个例子：脂肪可以帮助身体吸收脂溶性维生素。此外，食物中的维生素通常不会有过量的风险。当我们由于某些原因无法通过饮食来获得足够的维生素时，才考虑在专业医生或营养师的指导下补充补剂。记住：补剂应该是均衡饮食的补充，而不是替代。

身体求救的信号员：
矿物质

减肥路上不仅有大方向，还有小细节。有时候让你不能坚持跑完一场马拉松的可能是鞋子里的一粒沙，而维生素和矿物质在减肥的过程中，很多时候就扮演着这样的"一粒沙"的角色。因为都是人体必需的微量营养素，所以它们经常会被并列而论，但在功能上，它们还是有区别的。

维生素通常是有机化合物，在视力保护、免疫功能、皮肤健康、血液凝固等方面都不可或缺，矿物质则是无机物，多以元素的形式存在，如钙、铁、锌、钠等；它们参与构成身体的组织结构——比如骨骼和牙齿，它们还是许多酶的组成部分，参与神经传导、肌肉收缩、酸碱平衡和水分平衡等生理过程。人体必需的矿物质有宏量元素（在人体内的含量超过体重的0.01%）和微量元素（在人体内的含量低于体重的0.01%）之分。

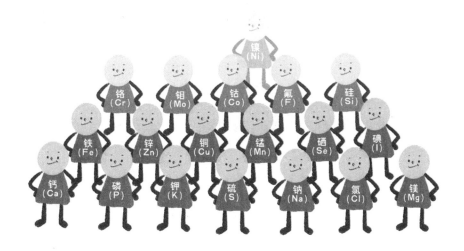

我们接下来看一个案例吧。小梅，25岁，大学毕业后刚参加工作，身高165厘米，体重70公斤。在遇见我之前，她已经经历过好几次节食减肥和反弹，当她在我这里了解到了放纵饮食法之后，她调整了自己的生活习惯，体重开始直线下降，但在繁忙的工作中，她经常感到疲倦和头晕，我建议她去医院检查下体内的微量元素，并听取专业医生的意见。后来，她在医生的指导下补充了多种矿物质，疲倦和头晕情况果然得到了改善。

1 钙：不仅跟骨头有关

与减肥直接相关的矿物质——钙。

减肥时需要补钙，这是很多人都知道的常识。为什么减肥时会缺钙呢？因为钙是人体内含量最多的一种矿物质，相当于体重的1.5% ~ 2.0%，主要集中在骨骼和牙齿中。如果我们经常吃大鱼大肉，大量摄入的蛋白质就会经过分解，与食物中的钙离子在肠道内结合后被排出，就会导致钙的吸收减少，而中国人的钙摄入量普遍偏低。另一方面，当我们的体重增加时，我们体内的雄性激素水平就会下降，而雄性激素能帮助钙离子转移到骨骼，所以减肥的人，很可能会缺钙。

钙元素在减肥过程中扮演着积极的角色，它有助于抑制脂肪的分解、调节甲状旁腺激素[1]的分泌，对预防肥胖有一定的作用。综合6项观察研究与3项对照研究的"荟萃分析"的结论表明，提升日常的钙摄入量关联着体重的减轻，尤其是体脂的减少。研究还提示了成人每增加约300毫克钙的摄入与体重的减轻有一定的关联，但可能因个人体质、生活方式等差异而有所不同。因此，增加钙的摄入可以作为减肥的辅助手段。

在我们的日常生活中，目前推荐的钙摄入标准，成人为800毫克/天，50岁以上则是1000毫克/天。但如果摄入过量，会增加肾结石的患病风险，另外，高钙膳食还会抑制铁、镁、磷的吸收以及降低锌的生物利用率。

牛奶及其制品是膳食钙的最好来源，所以每天摄入300 ~ 500毫克奶及奶制品是比较合适的。大豆及豆制品也是钙的良好来源，鱼类的钙含量也比较高。钙和维生素D_3一起补充会产生更好的效果，这是因为我们不仅要关注吃进去了多少钙，还要确保这些钙被人体吸收、利用了多少，而维生素D_3就能起到这个作用。

注：[1]甲状旁腺激素：是人体的甲状旁腺腺体分泌的一种重要的内分泌激素，它的主要功能是调节体内钙和磷的代谢，促使血钙水平升高，血磷水平下降。

2 铁：别相信红枣和红糖

说到补铁，很多女生大概会想到贫血。因为经验之谈，有的人会通过看指甲有没有月牙或嘴唇的颜色来判断，这种判断也许可以作为一种信号，但并不是百分之百的准确。我们可以去医院里做个简单的血常规检查，就可以知道自己是不是属于缺铁性贫血，如果是的，那么你就需要补铁了。

很多人会觉得只有瘦弱的人才会发生贫血，事实上，胖人也会发生贫血，因为肥胖并不代表"营养过剩"，这类人往往过剩的只是脂肪或热量，其本质上是"营养不良，热量过剩"。

肥胖人群往往是运动过少、吃得太多，特别是精米面、肉食、加工食品、添加糖和油脂吃得太多，就会造成很多微量元素的缺乏。吃太多的垃圾食品、饮食单调或生活无规律的人，越容易出现贫血症状，这一点在肥胖人群(BMI>40)的身上表现得更为明显，他们的铁缺乏的发生率高达30%～40%，缺铁性贫血的患病率约为10%～15%。

我们从饮食里吸收的铁分为两类：血红素铁和非血红素铁，血红素铁主要来自瘦肉、动物全血、禽类、鱼类等的血红蛋白和肌红蛋白，可以直接被人体吸收，吸收率可达到20%～30%；非血红素铁主要存在于植物性食物和奶制品中，其吸收率仅为1%～2%。一个人需要多少铁元素，根据年龄、性别、营养状况和健康状况的不同，存在个体差异。一般情况下，正常成年男性的铁元素的推荐摄入量为12毫克/天；女性则分得更加细致：18 ~ 49岁的女性为20毫克/天，50岁以上的女性为12毫克/天，铁元素的推荐量最高不应超过42毫克/天，否则身体就会出现问题。

从老一辈留下的生活经验中，发现女性一直很重视补铁，但民间的很多做法其实是不对的。比如红枣和红糖水，这些食物的糖分很高，既不能补充血红素铁，又不能补充蛋白质，对血红蛋白的合成作用微乎其微。因此，缺铁性贫血患者补铁还是应该首选肉、禽、鱼、肝脏、动物血等动物性食物。

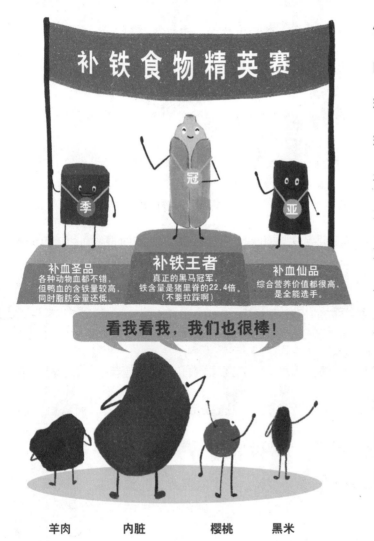

补铁食物精英赛

补血圣品
各种动物血都不错，但鸭血的含铁量较高，同时脂肪含量还低。

补铁王者
真正的黑马冠军，铁含量是猪里脊的22.4倍。（不要拉踩啊）

补血仙品
综合营养价值都很高，是全能选手。

看我看我，我们也很棒！

羊肉　　　内脏　　　樱桃　　　黑米

3 镁：精神奕奕的秘密

镁元素虽不像钙元素那样广为人知，但它维系着细胞的正常功能，还是心脏的重要守护者。现代人的工作紧张、压力大，缺镁会影响我们的神经系统功能，导致精神状态不佳，而精神状态又是减肥的基石，所以缺镁也会影响减肥的效果。

体内缺镁会有哪些症状呢？我们来对号入座一下吧。

● 疲劳与乏力是镁缺乏最常见的症状，如果经常感到无故的疲惫，就要考虑是不是镁缺乏了；

● 缺镁可能导致肌肉紧张和抽搐，它对运动时肌肉的放松至关重要；

● 心律不齐可能是由于长期缺镁而导致的，因为缺镁会直接影响心脏的健康；

● 情绪易波动、焦虑、头痛等症状也可能与镁缺乏有关；

● 最后，骨质疏松也可能是因为缺镁，镁对于维持骨骼健康至关重要。

压力大、睡眠缺乏和过度饮酒都有可能加剧镁的流失，所以我们先要调整不良的生活习惯，保持充足的睡眠、减少压力刺激、适度运动，维持体内镁的平衡。如果身体已经出现缺镁的症状，就需要借助食补或有针对性的营

养补剂了。

日常饮食是补充镁元素的最佳来源。这里的食物指的是天然的食物，如果是加工的食物，其镁的含量通常都比较低。此外，过量的膳食纤维和奶制品可能会影响镁的吸收，所以我们一定要从整体来把握，合理搭配饮食。

富含镁的食物

糙米、黑米、黑巧克力、南瓜子、黑豆、荞麦、腰果、杏仁、全麦面包、燕麦、菠菜、香蕉等，还有一些菌类食物。

如果通过饮食调整难以满足补充镁的需求，那么可以考虑使用镁补充剂。不同种类的镁补充剂有不同的吸收率和适用场合，建议在专业医生的指导下进行选择，但过量补充镁可能导致腹泻等不良反应。所以，补充镁元素要保持持续性和稳定性，不要贪多贪快。

4 锌：减肥也要好好吸收营养

我们常常会在广告里听到"孩子不吃饭要补锌"的说法，这是因为锌能促进消化和改善食欲。即使是在减肥期，饮食的营养吸收也很重要，因为很多的肥胖其实是营养不良的表现。此外，锌有助于提高身体的代谢率，对减肥有正面的功效，锌还有助于改善胰岛素的分泌，能降低胰岛素抵抗，维持正常的血糖水平，对减肥有积极的作用 。

我们提到过的瘦素，就是跟减肥息息相关的激素，它也会受到锌的影响。整体来说，补充锌对减肥和控制体重可能会有一定的帮助，但这种效果并不是孤立的，它通常需要与其它的生活方式相结合。所以补锌作为减肥方案中的一项，还是需要结合健康的饮食和规律的运动来实现更好的体重控制效果。

在日常的饮食中，我们为了保证锌的摄入，可以选择动物性食物如贝壳类海产品、红色肉类、动物内脏，而干果类、谷类胚芽和麦麸的补锌效果也是不错的。

5 钠：几乎所有人都吃多了

所有的矿物质中，与日常生活联系最紧密的要算是钠元素了。我们要担心的不是钠的摄入不够，而是摄入的过量。

钠对人类的意义很重大，比如我们食用的盐——氯化钠，人离不开食盐，也离不开食盐中的钠离子。钠离子具有维持机体的酸碱平衡、稳定组织间液的渗透压、维持正常的神经肌肉的兴奋性等生理功能，是维持机体的正常代谢活动、保护人体健康的重要物质。钠缺乏的现象在现实生活中很少见，但吃盐过量、钠摄入过多是全球性的问题。

1 克钠 = 2.54 克盐

2010年全球钠盐摄入水平调查显示，超过99%的成人的食盐摄入量超过世界卫生组织（WHO）推荐的标准（5克/天）的2倍还要多。2020年《中国居民营养与慢性病状况报告》的数据显示，我国城乡居民人均盐的摄入量为9.3克/天，离《中国居民平衡膳食宝塔2022》"成人每天不超过5克"的推荐量，仍有较大的差距。

钠对体重有着立竿见影的效果。钠在人体内的吸收率极高，几乎可以全部被吸收。当人体摄入过多的钠，可能会干扰正常的水盐代谢，水分会停留在体内，就容易引起水肿或体重易波动，这就是为什么我们某天吃了夜宵或重口味的食物，一觉醒来体重可能增加了两三斤的原因，这种现象叫做"水钠潴留"。

如果长期如此，超量的钠离子在体内日积月累，而肾脏难以将超量的钠离子排除干净，就会干扰肾脏的功能及内分泌激素的调节，致使血压升高。从群体的调查结果分析得知，高盐饮食的人群，其高血压的发病率远远高于低盐饮食的人群。

很多人认为他们平时炒菜时放的食盐并不多，怎么会超标呢？《中国居民膳食指南2022》建议成年人每天摄入食盐不超过5克，儿童不超过4克，幼儿不超过3克。这个数值既包括食用盐，也包括酱油、味精、鸡精、蚝油等调味料中的盐，也包括腌制品和食物本身中的盐（如腊肠、火腿等）。在外卖和餐厅外食盛行的今天，我们对餐厅做菜时放多少食盐没有任何感知，而那些色香味很诱人的菜式，比如麻辣香锅、牛蛙煲等，往往含钠量更高。有一件事可能会颠覆你的认知：用口味的咸淡来衡量钠的摄入是不正确的，吃一口感觉很咸的东西，你可能就不会再继续吃下去了，这时钠摄入量并不一定高；但吃起来感觉不那么咸的东西，可能会让你吃得停不下来，最后钠的总摄入量反而可能会更高。

我们平时饮食中钠的摄入量，从多到少依次排序为：加工食品＞烹饪中放的盐＞天然食物。我们日常接触到的食物，有很多都是我们没有意识到的"高钠危险区"。

1. 调料：酱油、番茄酱、蛋黄酱、沙拉酱，它们的钠含量都不低。尤其不要迷信超市里标着"儿童酱油""儿童肉松"等字样的食品，有些儿童食品的钠含量甚至比成人食品还要高；

2. 主食：很多加工过的主食都是钠的隐藏来源，它们吃起来基本没有咸味。以挂面为例，一碗挂面，哪怕一滴酱油不放，里面也含有 3 克盐了，占一个人全天用盐量的 60%；

3. 盐渍或腌制肉、熏制食品、咸菜食品：这类预处理过的食物，很多都是靠盐来防止食物腐坏，所以都是高钠"雷区"；

4. 零食：零食是妥妥的"重灾区"。最可怕的是，有的零食的量很大，而配料表上只写 100 克食物的钠含量，很容易被我们忽视。

看看下面的列表，就知道钠摄入过量是多么常见的事（下表内的每日推荐的钠摄入量标准按 2000 毫克计算）。

食品名称	钠含量（毫克／100 克）	一份占每日推荐钠含量
日式紫苏梅饼	4240	（每份48克）102%
面筋	2563	（每份106克）136%
海苔	2000	（每份16克）16%
牛肉干	1967	（每份60克）59%
鳕鱼片	1860	（每份40克）37%
海带结	1965	（每份140克）137%
蒜香小龙虾（预制菜）	1370	（每份715克）490%
火腿肠	110	（每份40克）22%
火鸡面	914	（每份140克）64%
奶酪片	800	（每份83克）33%
瓜子	1153	（每份308克）189%

固体食物中钠含量在600毫克／100克以上，属于高钠食物。

衡量钠的摄入，最好还是看看营养成分表。预包装食谱标签中的"钠"是强制标识项目，所以，选购食物时看一下营养成分表，如果钠的含量超过30% NRV[①]就要少买、少吃了。

$$X/RNI[②](或AI[③]) \times 100\% = NRV$$

$$X = 100克食品中某营养素的含量$$

注：①NRV：100克食品中营养素的含量占该营养素每日摄入量的比例。
②RNI：食物营养素推荐摄入量。
③AI：食物营养素适宜摄入量。

低钠食物

牛奶

65 毫克／100 克

新鲜蔬菜

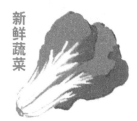

54 毫克／100 克

豆腐

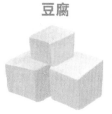

5.6 毫克／100 克

莓果

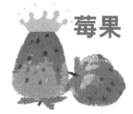

1 毫克／100 克

鸭蛋

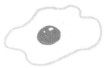

106 毫克／100 克

猪瘦肉

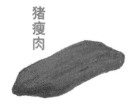

57.5 毫克／100 克

很多时候并不是单一的因素引发肥胖或健康问题，因人体需要的矿物质很微量，所以我们只要保证日常的均衡饮食，就足以避免很多问题，这也是我们一直强调的事，只要做到了均衡饮食，放纵饮食法就能让你真正享受到美食和生活的自由。

03.

成为更好的你：
从放纵饮食
到易瘦体质

有人说减肥是和自己的一场深刻地对话。很多人开始减肥时，会觉得自己必须经历反复、曲折、抓狂，甚至是失败的过程。当有人把"要么瘦，要么死"写在个人签名里时，就有人在体重秤上陷入焦虑的无垠黑洞。无论你是有减肥意愿，还是已经在减肥的路上，我都想告诉你们，你不是一个人。

你穿梭在工作、家庭和生活里，是无数个角色的集合，此时，减肥是你字典里永远的词目，但当你需要对抗不稳定的食欲、波动的体重数字时，你是否觉得你总是一个人在翻阅这本字典？

我曾经也是你们中的一员，所以当我觉得我有能力来帮助更多的人时，我总是希望我可以把不同背景、不同角色会遇到的减肥问题、注意事项和需要避开的减肥误区总结出来，让个人连接群体。我的减脂营已经覆盖了超过1000种人群的标签，他们的食欲、体型、职业、习惯、爱好、目标……都不同。也许1000个人有1000个减肥难题，但可以划分为基本的几大类，我希望在这一章能帮助你们找到彼此。

你可以在这里找到问题的答案和解决的方法，你可以卸下减肥的包袱轻装上阵，没有什么比坚持更容易的方法来帮助此时的你；更重要的是你会看到很多人都和你一样，并且他们在方法的指引下已经走出黑洞，做到了食欲稳定、体重稳定、情绪稳定，通过变瘦这件事成为了更好的自己。

外卖外食，
每一顿都可以是减脂餐

很多女生在加入我的减脂营之前，都曾经尝试过各种节食的方法来减肥，包括但不限于轻断食、液断、断碳，甚至1天只吃1个苹果，虽然一段时间内她们的体重有所减少，但很快就会反弹，基础代谢也被折腾得乱七八糟，当体重秤上的数字不再继续往下掉时，她们不会想到身体的机能已经受损，反而会觉得自己应该吃得更少。

每每这时，我都恨不得原地化身为他们一日三餐的嘴替，并朝她们呐喊：快停下，姐妹！好好吃饭才是有效减肥的绝杀大招！可能你会说道理都懂，但怎么做才是个难题，外卖高油高盐、营养不均衡，还存在食品安全的隐患；外食聚餐总会碰到烤肉、火锅，一群人一起吃吃喝喝很难控制量……想想都累。

减肥的拦路虎有千千万，但放纵饮食法就是希望用最简单、最容易坚持的方法来帮助更多的人轻松吃瘦。无论你平常的餐桌上摆放的是外卖还是便当，是汉堡还是小龙虾，只要记住我一直强调的放纵饮食法公式，并灵活运用，小白也能把三餐吃成生活化的减脂餐，而且好吃不重样。

放纵饮食法基础公式：

1掌心优质蛋白 ＋ 1拳主食 ＋ 1捧蔬菜

条件

烹饪方式：蒸、炖、煮、凉拌、烫、快炒

吃饭顺序：1口蔬菜+1口蛋白质+1口主食

吃饭时间：每顿饭不少于20分钟

现在我们来实操，如何按照这个公式来点外卖。

先拿中餐来举个例子，蒸菜清淡、少盐少油，很适合作为外卖减脂餐。

首先选优质蛋白，如肉饼蒸蛋、蒸鱼、家常豆腐等都是不错的选择；

主食选糙米饭，没有糙米饭也可以用蒸贝贝南瓜、蒸红薯来代替，如果这些都没有，选择大米饭的问题也不大；

可以选择的蔬菜种类就很多了，如绿叶类、菌菇类、瓜果类等，都可以按照你的喜好来选择，如果1份蔬菜的量不够，我们就可以点上2份，保证

蔬菜摄入足够的量。

按照公式，蒸菜、麻辣烫、沙县小吃、黄焖鸡米饭等都能点出口味多样、食材丰富、营养均衡的减脂餐。

现在，我们的中餐已经有很多选择了，西餐也不遑多让，麦当劳的汉堡包按照公式组合，也可以轻松吃出多款减脂餐。

像麦当劳这样的大型连锁快餐品牌的官网上，都会公示着每款食物的热量。我们在减肥期间点外卖的时候，尽量选择热量在500千卡以下的汉堡包，并搭配其它食物作为午晚餐，吉士汉堡、板烧鸡腿堡都没有问题。

想要汉堡包的热量更低，我们还可以备注"去掉沙拉酱和芝士片"，对减肥会更加友好（即使热量不超标，我们点外卖的时候也尽量不要选择油炸的汉堡包，比如麦香鸡堡、麦香鱼堡、麦辣鸡腿堡等）。

蔬菜方面，除了汉堡包本身自带的蔬菜，我们还可以另外搭配2～3个蔬菜杯（同样备注"去酱"）。

这样一份西式快餐外卖中的优质蛋白、主食、蔬菜都有了，想要让这顿外卖口感更丰富，饮品选择锡兰红茶、无糖豆浆或鲜煮咖啡，这不就是一份妥妥的营养均衡的外卖减脂餐吗？

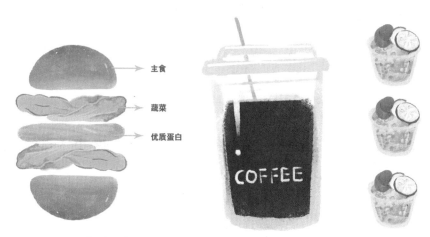

主食

蔬菜

优质蛋白

轻松拿捏低热量的减脂餐

减肥期间点外卖，应该吃轻食沙拉吗？

很多人认为减肥期间点外卖就应该吃轻食沙拉，事实上，大多数轻食外卖的碳水严重超标，蛋白质也不够，在搭配上并不是减脂餐的优选，100 克沙拉酱的热量为 724 千卡，一包沙拉酱约为 20 克，也就是 145 千卡，你吃下去的轻食沙拉，减肥效果事实上可能不如预期。

用公式解决外卖，看上去很好解决，毕竟是一个人的事情，但外食聚餐难免人多、菜多、口味重，想要控制热量就太难了。其实代入公式，你还是可以以不变应万变，把减肥期的"聚餐局"吃成"减脂局"。

很多学员问我减肥期间能不能吃火锅，能不能吃烤肉，能不能吃小龙虾，在我这儿的答案是百分之百肯定的！我现在就以火锅来举例，运用公式教你如何吃火锅减脂餐。

同样先选择优质蛋白，和麻辣烫相似，瘦牛羊肉、鸡肉、猪里脊、虾、巴沙鱼、鱿鱼、鹌鹑蛋、鸡蛋都可以作为备选，如果怕聚餐时不小心吃过量，可以多选择豆制品，比如嫩豆腐（但不要选择豆皮、腐竹），像猪血、鸭血这样的血制品也可以多吃，它们的脂肪含量不高，而且还能促进身体对铁的吸收。

接下来是主食的选择，还是可以抄麻辣烫的作业，把藕片、土豆、山药等蔬菜作为主食来吃。

最后是蔬菜，火锅店的绿叶菜、菌菇类都可以放开吃。

火锅汤底尽量选择菌汤锅、番茄锅、清汤锅，如果有口味重的朋友一起吃饭，鸳鸯锅也可以来解决问题。

外食如果是烤肉店，同样可以套用公式。

推荐：**优选鸡肉（去皮）、海鲜，其次选择新鲜的牛肉、羊肉等**

不选：**丸子、腊肉等**

主食：**不另外单独点主食**

推荐：**土豆、红薯、玉米少量即可**

蔬菜：**不容易吸油的蔬菜**

推荐：**花菜、彩椒、蘑菇、洋葱等**

减脂怎么吃？外食外卖实操清单

	外食实操篇
记住口诀	主食尽量粗杂粮，没有就吃白米饭； 肉类去皮去肥肉，餐食别忘点蔬菜； 蒸煮清炒是优选，使用调料要克制； 夹菜完毕再吃饭，细嚼慢咽7分饱； 饮料首选白开水，不碰可乐奶茶酒。
优选种类	蒸菜、清汤火锅、老北京铜锅、潮汕牛肉锅、泰式椰子鸡（不吃椰肉，鸡肉去皮）、清汤麻辣锅、营养比例适宜的轻食沙拉、刺身、沙县鸡腿／鸭腿套餐以及各种清淡少油的菜式
慎选种类	红油火锅、焖锅、香锅、炸鸡、披萨、爆炒菜、甜品以及各种高油、高盐、高糖的菜式
终极绝招	油腻食物拿1小碗白水或清汤，涮去菜里的油
	外卖实操篇
沙县	鸡腿／鸭腿套餐 1拳白米饭，鸡腿／鸭腿去皮 煎蛋换卤蛋，多吃蔬菜，不吃香肠和咸菜
麻辣烫	清汤／菌菇汤底 主食优选土豆、玉米、山药等 蛋白质优选豆腐、瘦肉、鹌鹑蛋、鸭血等 蔬菜优选新鲜蔬菜、金针菇等
简餐	主食优选玉米、红薯、南瓜，次选白米饭 蛋白质优选鱼、虾、瘦肉、豆腐类 蔬菜选择少油的清炒蔬菜
关东煮	主食优选土豆、藕片、玉米 蛋白质优选去皮鸡腿、鸡蛋、豆干 蔬菜优选海带、萝卜、香菇
黄焖鸡米饭	主食优选土豆或白米饭 蛋白质选鸡肉，去皮吃 保证蔬菜量，油腻涮水吃

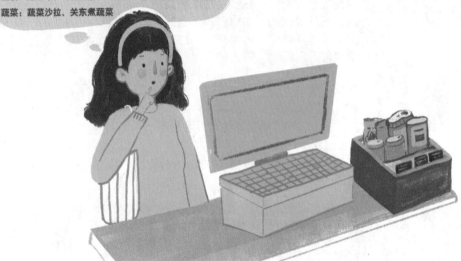

让我想想今天吃什么？
优质蛋白：茶叶蛋、即食鸡胸肉、烤鸡腿（去皮）、玉子烧
主食：煮玉米、全麦面包、三明治、杂粮饭团、烤红薯
蔬菜：蔬菜沙拉、关东煮蔬菜

为了节省时间和精力，很多人在学习、上班或出差期间会选择在便利店解决三餐。试试看你在便利店会如何搭配减脂餐呢？

现在，你已经知道外卖、外食的点单搭配，完全可以用公式来解决，但食物上千种，减肥期间，简单是王道。

由于年龄、地域、身体指数、生活习惯的不同，每个人的减肥计划都有差别，我在减脂营里会让营养师给不同的学员制定专属的减肥计划，其中就会根据个人的用餐习惯来做饮食规划。如果你是由于个人原因，需要更精细的饮食规划，也可以寻求专业营养师的帮助。

自己做饭：
减肥懒人饭攻略

我特别爱做饭，在我的账号里开通了一个固定的栏目叫"修餐厅"，就是给大家介绍如何在家做出简单、省事、营养又好吃的减脂餐。

减肥期间自己做饭的好处就不用多说了，尤其是在你已经了解了减肥的逻辑之后，怎么用食材搭配出一顿减脂餐已经不再是难题。但为什么还有那么多人不愿意自己做饭呢？难道是压力大、没时间，还是不会做饭，或是担心做了但觉得难吃？

我的"修餐厅"已经做了好几年，更新了上百道容易上手的懒人饭，同样是结合放纵饮食法的公式，再加上下面的8个攻略，新手也能高效地做出快手减脂餐。

1 把厨房的家电3件套放进购物车

想要在家里快速地做出一顿好吃的减脂餐，厨房里的这3件神器必不可少：蒸锅、炒锅、空气炸锅。作为营养博主，我能悠闲地做一顿饭的时间其实并不多，但只要用上这个3件套中的两三样，总能速战速决。

比如，当我的主食决定吃糙米饭或大米饭时，我就会把鸡肉、鱼、虾、鸡蛋这些优质蛋白做简单处理，在蒸煮这些食物的时候，米饭也可以一起蒸上，这样主食和优质蛋白就一起搞定了，在等待的时间里我只要开火，用炒锅简单炒或焯一个蔬菜就行；当我今天的主食选择蒸玉米、蒸红薯或蒸土豆时，将它们简单清洗后用蒸锅蒸上的同时，将鸡胸肉、嫩豆腐、三文鱼这类优质蛋白用少量的油煎一煎，也可以撒上一些调味料后放进空气炸锅，在等待的时候我同样也可以去炒个蔬菜，整个的准备时间不会超过20分钟。

按照这个思路，每次做饭前我们只需要想一想主食和肉是不是能一起烹饪，主食和蔬菜是不是能一起做，蔬菜和肉能不能一起出，就能节省很多时间，清洗锅具也不会太麻烦。另外，蒸、煮、烤、低火快炒、凉拌这些烹饪方法都极其容易上手，不用担心做饭会不好吃。

2 一锅解决所有问题

自己做饭，有没有一次性能烹饪出一餐或多餐的食物，还不用多洗锅具、碗具，同时还能达到健康、好吃、有减肥效果的烹饪方法呢？

有！那就是一锅出，不管是一锅蒸、一锅煮、一锅拌，还是饭包、春卷，都属于一次解决有"既要—又要—还要"需求的懒人饭。只要记得按照公式中的分量和食材搭配，发挥想象力，如香菇鸡肉焖饭、生菜牛肉拌饭、海鲜蔬菜乌冬锅等，都是不错的选择。

"包" 你减下来

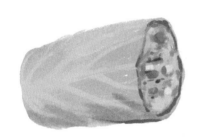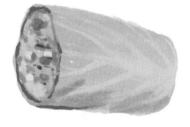

3 省时间！让超市成为前端厨房

如果你还是觉得做饭麻烦，那么选择超市提供的半成品食材，也不失为一个省时省力的好方法。我说的可不是已经调好味的预制菜，而是只经过清洗、切割、搭配好的菜式。现在有很多超市已经推出了这样的产品，你可以选择在工作日的休息时间挑选好商品，外卖到家后就可以迅速开始烹饪了。

你在享受便利的同时，也要注意选择那些信誉良好的品牌超市和新鲜的食材。记得查看包装上的生产日期、保质期和成分表，确保你购买的商品是安全和健康的。一定要记住：即使是半成品，美味和健康的关键还是食材的质量和新鲜度。

4 把厨房调味料换一遍

酱料和调味料是做好一顿饭的超级助手！在家做减脂餐时，调味料和酱料可以帮助我们丰富口感、提升减肥的幸福感，它们的操作也很简单，基本上都是即开即用。

> 给大家分享一些我自己经常会选择的调味料、酱料及其用法：
>
> 无糖番茄酱：选择配料表里只标注有番茄的番茄酱，每次用1～2勺，做番茄炖牛肉、番茄炖土豆这类菜时，可以省去处理番茄、熬制番茄酱的时间；
>
> 黑花生酱：在家吃早餐，不管是贝果、吐司、全麦面包还是拌面，来上1勺低卡的黑花生酱，不仅香气四溢，而且还补充了早上很难吃到的优质脂肪，黑花生酱中花青素的含量也很高，抗氧化效果棒棒的；
>
> 咖喱酱：不要选择用糖和油做过增稠的咖喱酱，那种咖喱酱

的热量爆表，选择配料表干净的咖喱酱，1勺热量也就20～30千卡，如果我们在家馋咖喱料理了，用上1勺咖喱酱，加上少许油炒香，再加上水和纯牛奶，放入优质蛋白和蔬菜，也是一道营养均衡、超级美味的咖喱料理，搭配糙米饭或白米饭，减肥期间完全可以放开吃，而且整个做饭时间不超过半小时；

松茸调味料：它算是我"修餐厅"里的常客，我选择的是配料表天然、干净的一款松茸调味料，因为它配料表中的酵母提取物并不是食品添加剂，而是把酵母细胞里的蛋白质、核酸等降解后精制而成的，其实和糖、盐一样，也是天然的调味料。也正是因为有这个酵母提取物，所以它保留了酵母的各种营养物质，在家做饭时使用松茸调味料，能满足人体的营养需求，而且增鲜效果一流，当食物增鲜以后我们可以从口感上减少对盐的渴望，自然就形成了低盐、低钠的用餐习惯。

选择调味料和酱料的整体原则就是低糖、低盐、少油、天然，至于选择什么品牌和品类，还是根据自己和家庭的口味来选择，没有特殊的要求。

5 天然的就是最好的

我发现很多人对厨房和烹饪有一种误解，认为绝妙的料理需要复杂的工序，但从我个人的经验来看，不管是食材还是工具，天然的或原始的也是非常不错的选择，不仅使用简单，而且效果出人意料的好。

　　选择品质好的天然食材： 很多人可能认为香辣、麻辣、煎炸、腌制加工等烹饪方式会让食物有特别的口感，吃起来倍儿香，但一块品质好的三文鱼或牛排，用低火少油煎一煎，就足以调动味觉。简单的处理方式不仅能保证食物本身的原始风味，清淡的饮食习惯还对减肥大有好处。

　　选择天然的调味料： 我很喜欢用天然的食材代替调味料来调味，比如烤牛排的时候不用黑胡椒汁、番茄汁，而是用罗勒、迷迭香、百里香、薄荷来调味；蒸海鲜的时候用新鲜的柠檬，不仅热量低还能去腥，而且食材还带有清新的香气。

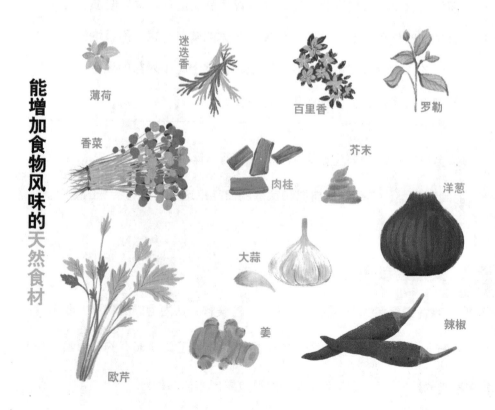

能增加食物风味的天然食材

薄荷　迷迭香　百里香　罗勒　香菜　芥末　肉桂　洋葱　大蒜　姜　辣椒　欧芹

6 选择能帮助减肥的锅具

锅具也能对减肥有帮助吗？是的，没错。举个例子：减肥期间做饭需要少油，如果没有不粘锅，难度会加倍，而一口好的不粘锅，只需要一点点油，食物也不会粘在锅底。当你看到干净的食物毫无负担地在锅里轻松"跳舞"时，做饭的幸福感都极大地提升了。

同样是炒菜，铸铁锅能够提供均匀的加热，有一种独特的"锅气"，家常菜爱好者可以考虑入手；当你没有时间做饭的时候，轻巧的熟铁锅因为加热很快，就非常适合做快手菜。

我的厨房里还有个双内胆的电饭煲，当一半米饭和一半的粗粮同时蒸煮时，既省时间又能保证主食的多样性。

7 蘸料拯救一切的不好吃

除了调味料，蘸料和酱汁对于快捷做出一顿美味的料理也是功不可没。只要有1碗好吃的蘸料、酱汁，很多食物就好像有了灵魂。任何的水煮蔬菜、凉拌蔬菜，如果不好吃，都可以用上"蒜末＋少许小米辣＋辣椒面＋1勺生抽＋1勺醋＋少许香油"这个万能的酱汁来搭配，不仅膳食纤维充足且营养丰富抗氧化，同时还清爽可口。

8 控量小工具

因减肥期间要拒绝高油、高盐、高糖食物，所以我们的调味料也需要控量。为了控量，我们除了选择低钠、0糖的调味料之外，我还会用上控量油壶、油刷、蘸料刷、吸油纸这样的小工具。

我非常喜欢做饭，我自己就是在家做减脂餐的忠实受益者。我不仅自己爱做饭，同时也很喜欢给身边的同事、朋友做饭，每当大家感叹"这么快就能做出这么好吃的饭""这么好吃的饭居然减肥也能吃"时，作为营养师，我的成就感满满。我曾经做过一次测试，我的同事KIKI，主要吃我做的饭，坚持26天体重掉了3.5公斤，腰围小了10.5厘米。

我还想跟大家分享的是在我的冰箱里，健康食物永远不会缺席，如果你从今天开始也想要自己动手做饭，不妨让我们一起来交换冰箱看看，你的冰箱里都有什么食物呢？

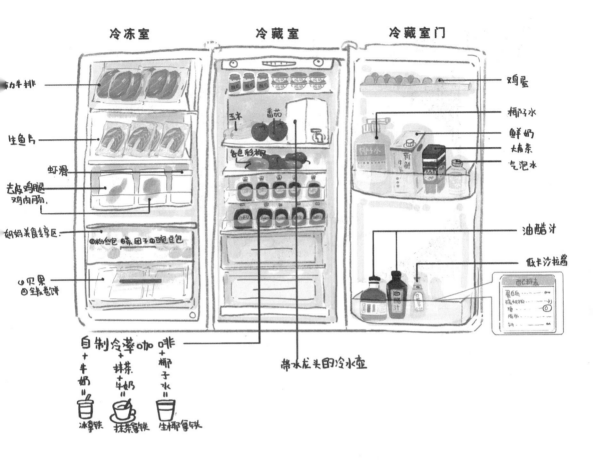

9 小白减脂餐，懒人也能做

放纵饮食法的初衷是不希望姐妹们把减脂过成"苦行僧"的日子，既然要鼓励朋友们养成健康的饮食习惯，我也致力于把健康的食物做得更美味。推荐几道我餐桌上的常客，其做法都是我亲测过很多次、在家操作不麻烦也不容易失败的。我们一起来复刻一下我的"修餐桌"，和我一样感受在美味中掉秤的快乐吧！

羽衣甘蓝、牛油果、滑蛋沙拉

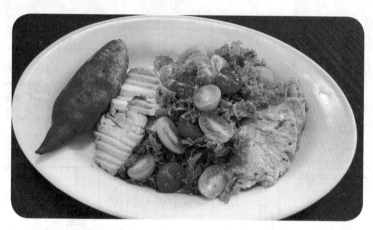

滑蛋制作:

1. 打好两个鸡蛋备用;

2. 加入适量海盐、黑胡椒盐,搅拌均匀;

3. 倒入椰子油;

4. 鸡蛋液翻炒均匀后装盘。

组装:

羽衣甘蓝加入橄榄油后抓拌;

多彩小番茄洗好切半摆盘;

加入半个牛油果;

配上主食:1个小红薯。

修贤小提醒:这一道菜里有好几种油脂,如椰子油、橄榄油,牛油果的脂肪含量也很高,但大家千万不要害怕,因为脂肪也是个好东西,减肥也不能少了油脂哦!

减脂版三汁焖锅

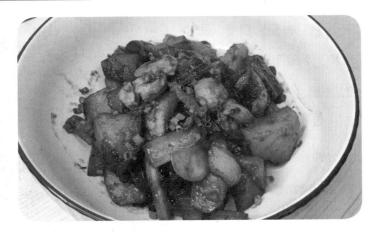

1. 喜欢的青菜切成块，准备好洋葱、杏鲍菇和你喜欢的其他蔬菜，芹菜（强烈建议不可少，是保证这道菜风味的关键）；

2. 青菜块加少量生抽和盐一起调味；

3. 灵魂酱汁准备：2 勺蚝油、1 勺生抽、1 勺黄豆酱、1 勺代糖、1 勺番茄膏、1 勺 0 脂辣酱，搅拌均匀备用；

4. 土豆的分量约 1 拳，切块；

5. 鸡腿肉的分量约 1 掌心，切块；

6. 锅里下 1 拇指油，倒入切好的蔬菜和土豆，小火焖 3 分钟，把鸡腿肉平铺在上面，再铺上酱料；

7. 盖上锅盖，焖 8 分钟；

8. 开盖搅拌均匀，撒上小葱花即可。

修贤小提醒：这道菜集合了主食、蛋白质和蔬菜，食材可以随意替换，焖制的烹饪方法也很健康。

北非蛋

1. 洋葱、番茄、口蘑、彩椒、熟鸡蛋全部切成丁；

2. 法棍上喷油，用空气炸锅200℃的高温烤10分钟；

3. 锅热放油，下各种丁（番茄丁最后下）；

4. 放盐、酱油调味，可根据自己的喜好加番茄膏（不加也OK）；

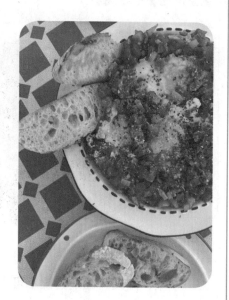

5. 炒至食材完全出沙后，打入鸡蛋（tips：挖洞把鸡蛋放进去，蛋液不容易跑出来）；

6. 小火焖3～5分钟；

7. 撒海盐、黑胡椒和欧芹碎，根据自己的喜好撒芝士粉（不加也OK）；

8. 跟法棍一起装盘上桌。

修贤小提醒：从这道菜里可以吃到多种食材，它们的滋味丰富，不爱吃蔬菜的人也非常容易接受。

包菜蛋饼

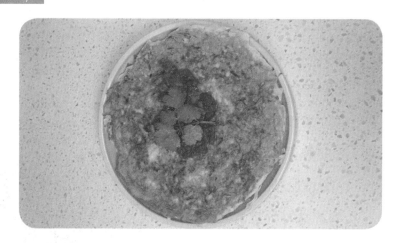

1. 包菜切成细丝，去掉菜梗；

2. 胡萝卜切粒；

3. 包菜和胡萝卜一起入锅，打入 2 个鸡蛋；

4. 加少许黑胡椒和盐一起搅匀；

5. 锅里下少许油，倒入以上食材的混合物，小火煎 2 ~ 3 分钟，翻面后继续煎 2 ~ 3 分钟，等蛋液凝固、表面金黄即可。

修贤小提醒： 蛋饼不要急于翻动，等一面凝固之后再翻面。这道菜的蛋香扑鼻，非常诱人，喜欢吃辣的朋友们可以在表面涂一层 0 脂辣酱。上桌后可以像披萨一样切块分食，小朋友也很喜欢。

东北麻辣拌

1. 荤菜可以选虾仁、纯牛肉丸，素菜可以任意选你爱吃的菌菇和绿叶蔬菜，多多益善，加入1小把荞麦面和魔芋结，可以增加饱腹感；

2. 各种食材分批煮熟后捞出；

3. 调制酱汁：1勺辣椒粉、半勺盐、1勺0卡糖，2勺生抽、1勺醋、1勺蚝油，加入葱花、蒜末、小米辣和少量清水；

4. 在食材上倒入调好的酱汁和纯花生酱，拌匀开吃。

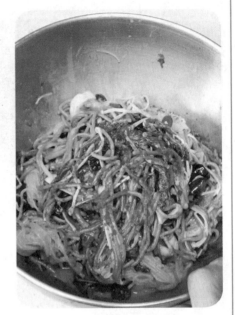

修贤小提醒： 作为东北小孩，麻辣拌是我不会放弃的美食，这道菜"只用洗一个碗"，是懒人福音。它能减脂的关键是调味料的选择，很多市面上销售的芝麻酱里除了有芝麻、花生，还会额外的添加糖，一不小心热量就会变高，要注意避雷。花生是优质脂肪，使用时成分简单且好控制量。

低卡罗宋汤

1. 牛肉切块，加料酒、生抽、胡椒粉略微腌制；

2. 洋葱、番茄、卷心菜、胡萝卜切块；

3. 锅里喷油，倒入洋葱煸炒至软嫩；

4. 倒入番茄炒出汁，再下入牛肉块，炒至表面变色；

5. 加水炖 20 分钟；

6. 放入土豆、胡萝卜继续煮 15 分钟；

7. 放入卷心菜，加盐调味；

8. 卷心菜炒至软嫩的时候出锅。

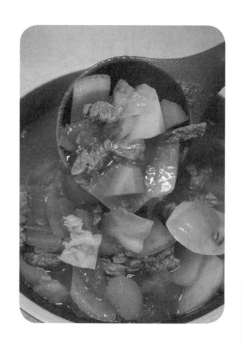

修贤小提醒： 在减肥期间不建议喝油脂太重的汤品，但是作为蔬菜汤的典型代表——罗宋汤，却是补充膳食纤维的首选。记得不要只喝汤，食材也要一起吃掉，这样才能更好地吸收营养。

大体重人群的吃与减：
越胖越要先吃好

我拒绝过很多我认为并不需要减肥的女生，但也鼓励过很多迟迟没有踏出减肥这一步的女生，我最关注的一个群体还是大体重人群。

我为什么如此关注大体重人群的体重管理呢？《中国超重/肥胖医学营养治疗指南（2021）》表明，随着人们生活水平的提高和膳食结构的不断改变，超重/肥胖人群的占比不断增加，并且逐渐向年轻化发展。

过度肥胖与糖尿病、冠心病、脑卒中等大多数慢性病的发生存在着正相关的联系，甚至与恶性肿瘤的发生也密切相关。

如果我能通过自己的力量，让大体重人群从现在开始迈出体重管理、注重营养健康的第一步，那就相当于帮助他们走出了远离疾病的第一步。

1 定义大体重

首先，我们来定义一下什么是大体重。

有4种常用的方法来判断肥胖程度：BMI体重指数法、体脂率法、腰围法、腰臀比测量法，这里的测算逻辑在本书（p42 ~ p47）中也有提到。其中，腰臀比测量法用于衡量腹部脂肪的蓄积程度，用于判断向心性肥胖；体脂率法则需要借助体脂秤、人体成分分析仪之类的器械。为了在生活中方便实用，我们这一节定义的大体重还是依照体重指数，也就是BMI指数来作为参照标准。

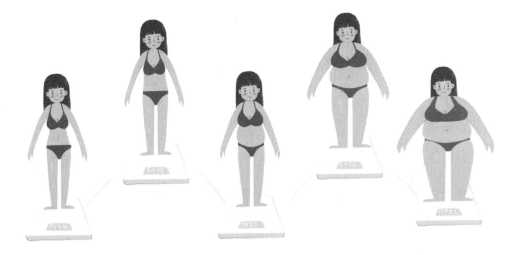

低体重：BMI<18.5　　正常体重：18.5 ≤ BMI<24　　超重：24 ≤ BMI<28　　肥胖：BMI ≥ 28

资料来源：《中国居民膳食指南（2022）》·中国营养学会编著

通过这张图片，我们可以确定：BMI ≥ 28，就是肥胖、重度肥胖和极重度肥胖，这部分人也是我在这一章里要关注的人群，因为这部分人在相关疾病的发病危险性的程度上更严重。换句话说，这部分人需要及早关注自身的体重管理。

2 大体重减重误区

丹丹是一名普通的职员，当她回忆起25岁以前的日子时，她的人生字典里只有两个关键词：肥胖与自卑。比起一般的胖女孩，体重达100多公斤的她在面对他人的议论和自身糟糕的健康状况时，实在无法安慰自己。

她尝试过努力减肥，如节食、网红减肥法，她曾经尝试过1周不吃主食只吃蔬菜和水果，结果因为低血糖差点晕倒在地铁站；她还尝试过运动，如打羽毛球、跑步，因为体重基数过大身体超负荷代偿，好几次还差点受伤。

丹丹说"折腾了几次，减肥效果约等于无。"其实不仅仅是她，像她一样的大体重减肥人群，特别容易走进以下几个误区。

误区一：过度节食

从大体重人群决定减肥的那一刻起，很多人的第一项规划就是少吃，有些人甚至会直接把早餐或者晚餐省掉，认为自己比普通人胖，就一定要比普通人吃得少，最终导致基础代谢率下降，体重反弹。另外，大体重人群大多数都热爱美食，他们如果将"吃"变成了一件痛苦的事，减肥必然会坚持不久。

误区二：高强度运动

对于过度肥胖的人来说，他们由于体重过大，剧烈的运动会增加下肢的负担，可能会引起下肢的劳损；其次，和节食类似，高强度运动也会导致身体的代谢率下降，反而不利于脂肪的消耗；最令人头疼的是大体重人群在高强度运动后，特别容易出现补偿性饮食，觉得自己太辛苦了，"我得奖励一下自己啊！"结果因摄入过多的食物，运动消耗的热量就这样以其他的方式重新回到了身体上，继而产生更多的脂肪。

误区三：依赖减肥产品或药物

每天都有人会问我，吃这个药能不能瘦？用那个产品能不能瘦？尤其是大体重人群，因为长期肥胖带来的情绪困境实在太痛苦，所以当他们看到铺天盖地的网红减肥产品，无法判断是否是真假流量打造的瘦身美梦，再加上令人心动的价格，就好像抓住了救命稻草，都想急迫地跳入这个一蹴而就的减重乌托邦，而忽略了减肥的本质和真相，依赖药物或产品甚至是通过手术的方法以快速达到目的。

但往往，看上去最快的，反而是最慢的。

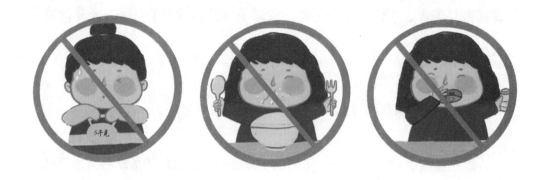

丹丹也曾经踏入过这些减肥误区，但11个月后，她在减脂营里不仅没有饿肚子，而且还收获了很多鼓励，最终成功地减掉了50公斤，完美地爆改了自己的人生！

接下来，我将把大体重减肥的3个阶段与注意事项告诉大家，大家一起跟着做，避免踩坑。

3 大体重减肥的 3 个阶段

前面我有说到大体重人群的减肥，千万不要因为追求体重的急速下降而选择节食、高强度运动和服用减肥产品，因为减掉1公斤脂肪需要消耗7700千卡热量，如果我们每天给自己制造500千卡的热量缺口也需要2周的时间，所以每周减重0.5 ~ 1公斤是正常的速度！一个大体重的人在1年的52周里如果保持这个速度，也是有可能减掉52×1=52公斤的。

按照这个速度，拉长时间线去做减肥规划，瘦下来的你不会是松松垮垮的，而是健康紧致的。具体怎么吃，怎么瘦，怎么练，我给大家总结为3个阶段。

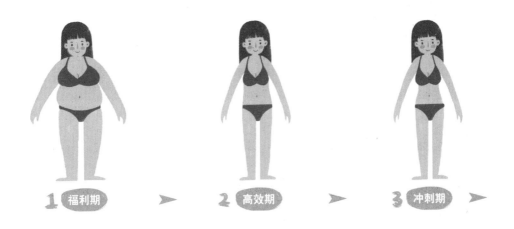

阶段一：福利期

翻一翻大体重人群的零食购物车，发胖的元凶很有可能就藏匿其中。油炸食品、薯片、饼干、蛋糕等高热量、低营养密度的食物摄入过多，就容易导致热量超标，营养不良。对于大体重的姐妹来说，让大家马上就和这些"好朋友"绝交，那一定比失恋还痛苦。

所以经历第一阶段的福利期，对于想要减肥的大体重人群来说非常有必要。

所谓福利期，就是给大体重人群一个慢慢接受的过程，不会让你在短期内完全戒掉以前爱吃的高热量、高糖分的食物，而是慢慢地减少摄入量。比如从每天都吃，逐渐减少到1周5次、1周3次或1周1次，吃的食物也从有糖的慢慢替换成无糖的。

这样持续一段时间后，直到体重变化的趋势变慢，甚至卡在原地不动的时候，就可以进入到第二阶段。

阶段二：高效期

这个阶段的大体重人群的饮食管理的重点是蔬菜，不仅要吃得多样化，还要保证足够的量，每餐至少需要1捧的量。

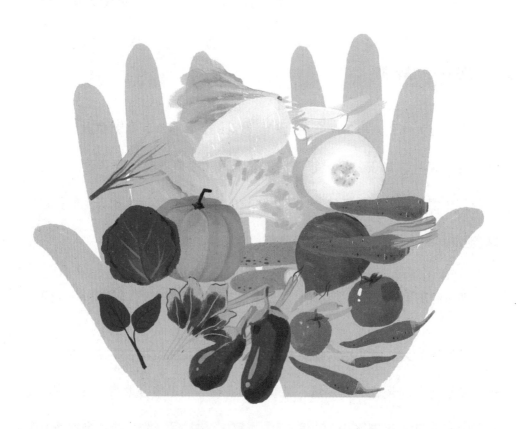

蔬菜里有丰富的膳食纤维，除了能带来较强的饱腹感，同时还能刺激胃肠蠕动，蔬菜也是肠道菌群喜欢的食物，因为蔬菜可以滋养我们肠道内的益生菌，有了蔬菜的加持，大体重人群在这个时期就可以慢慢改掉嘴馋，爱吃高糖、高油食物的坏习惯，摄入的总热量减少了，离梦想中的易瘦体质就慢慢地靠近了。

当体重变化慢慢减小甚至不动时，恭喜你已经进入了大体重减肥的第三阶段——冲刺期。

阶段三：冲刺期

进入冲刺期，距离从大体重成功养成易瘦体质，只有一步之遥了。

在这个阶段要开始控制一日三餐摄入食物的种类和分量，尽量吃那些能看到食物的原本模样的菜，并且尽量吃出彩虹色。

这个时候就可以遵循放纵饮食法的基本原则，在保证食物的多样性和营养均衡的前提下，以自己的手为计量单位，每餐1拳的主食，1掌心的蛋白质和1捧新鲜的蔬菜以及1拇指油脂，持续冲刺。丹丹就是这么瘦下来的，她可以，你也一定可以。

3个不同的阶段，循序渐进，让身体和大脑能够自然地去接受这个改变的过程，这才是最持久的减肥方法。

番外：运动篇

对于想要补充运动消耗的大体重人群来说，我要提醒大家注意的是，尽量避免选择容易造成损伤的跑跳运动，我们可以先从改变生活习惯开始，多走路，少坐车；多走楼梯，少坐电梯；多站，少坐，以增加日常的消耗。

等身体适应了这样的日常消耗后，我们就可以每周安排做3次力量训练来提高脂肪的利用率，提高肌肉量以增加代谢，另外4天可以每天累积1万步的运动量。随着体重的逐渐减少，我们可以慢慢地提高训练量，打破身体的适应性运动，这时可以选择一些自己喜欢的运动了。

大体重减肥别败给心态

其实很多大体重基数的人会减肥失败，原因是倒在了心态这一步：总想着1个月就要成功，一旦数据被卡住了就放弃。我分享1个小技巧，大体重的姐妹们一旦开启了减肥计划，每次想吃东西之前先给自己5秒钟时间，问问自己一定要吃吗，为什么要吃，是饿了还是馋了？如果非常想吃东西，也可以在吃东西之前运动20分钟，这样，身体就会选择它本身所需要的食物，而不是垃圾食品。

谁说小体重基数减肥只能靠饿

我身边有许多小体重基数的朋友，当你问起她们的减肥经历时，她们好像总是回答自己在减肥，但你会发现她们的状态始终没有什么变化。

不少大体重基数的朋友认为那些永远宣称自己在减肥的小体重基数人群，简直就是在"凡尔赛"。其实，我非常能理解她们的想法，因为我曾经也是这么过来的——体重秤上的数字明明不高，减肥之路却总是反复折腾很久。

很多人以为体重不过百才是小基数，但很多超过百斤的女生的体重基数都不大。小体重基数的女生，一般是指BMI < 24，体重大约在50 ~ 60公斤。这部分人还可以再细分为以下2类：

瘦胖子： BMI正常，体脂率偏高，看上去不胖，甚至挺苗条，但是腹部可以捏起来一层肉；

纯瘦子： BMI正常，体脂率不高，体型偏瘦，是真正的"苗条"。

在这一章，我会结合自身和带减脂营的小基数学员的减肥经验，聚焦"瘦胖子"群体，给大家分享减肥规划。

在我曾接触过的许多小体重基数的减肥学员中，小莹的经历非常具有参考价值。

小莹的自述

我身高 163 厘米，原来的体重是 56 公斤。我特别喜欢四处探店、拍照打卡，现实中的自己只是脸有些肉，但是一到了镜头里就变成了层层堆叠的双下巴；现实中的自己明明只有些小肚腩，一到了镜头里就变得五大三粗、膀阔腰圆，相机里的废照片多到爆炸。

我开始模仿一些减肥博主，每天早上 5 点起床，1 杯黑咖啡＋跳有氧操半小时，然后去上班。虽然我一开始就感觉心悸、体力不支，但"自律"的光环一直笼罩着我，我认为我本来也不是很胖，只要稍微坚持，一定会有博主那样紧致的身材。

但理想很美好，现实很残酷。当我咬牙坚持了一段时间体重掉了几斤后，某天我俯身系鞋带后蹲起，突然眼前一阵发黑，我蹲坐在地上，缓了很久才回过神来。

我意识到自己不能再这样下去了。

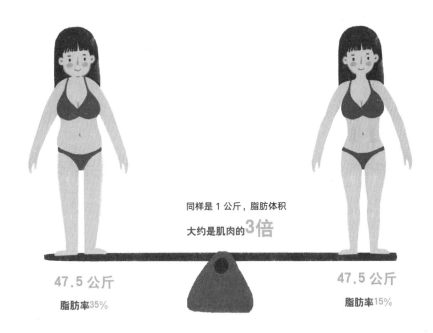

同样是 1 公斤，脂肪体积

大约是肌肉的**3倍**

47.5 公斤

脂肪率35%

47.5 公斤

脂肪率15%

1 小基数减肥：从戒断对体重秤的数字焦虑开始

和小萤一样，小体重基数学员在减肥初始最关心的就是体重秤上的数字。如果数字减少，他们像中了彩票一样大喜，然而数字一旦上升，哪怕只有少许的浮动，他们也会吓得倒吸一口凉气，立即开始复盘最近的饮食和运动是不是出了问题。

为什么小基数学员更在意体重数字？这其实和他们的心态有关。

大体重基数的朋友们一开始就知道自己不会在短期内拿到结果，对减肥需要用掉的时间比较包容，能培养出"长期主义"的减肥观；而许多小基数朋友本身的体重与目标体重差不多，因而往往还没开始正式减肥就给自己定下了各式各样的速成计划，尤其是离不开体重秤。

如果你也是小体重基数，那么从现在开始，请把你们的体重秤收进箱底。

数字很客观但不能反映减肥的真相。举个例子，你今天多喝水，吃比较咸的食物，甚至是生理期临近，都会导致我们体内的水分波动，进而反映在体重秤上。除此之外，运动消耗、排便情况、称重时间，都会在不同程度上影响体重秤上的数字。所以我时常强调：对于小体重基数的朋友来说，比起体重数字，体重的趋势变化本身更具有参考价值，而这种趋势，绝不是一朝一夕就能体现出来的。如果你知道减肥只是生活中的一部分，认同生活化减肥的观念，接下来就可以了解小体重基数的朋友是如何通过饮食习惯达到无意识减肥的目的。

2 小体重基数减肥这样吃：享受食物，才能享瘦

首先，停下节食。

小体重基数人群可能会认为依靠节食，最多十天半个月就能瘦下来，长痛不如短痛。其实这种节食瘦极有可能脱掉的是身体里的水分，而体内脂肪的含量并没有太大的变化，且反弹迅猛。更严重的后果是节食、断食对消化

系统和身体代谢的危害极大。

与其将食物当做你的敌人，不如转换心态，将它视为你的合作者。只有吃好了、吃饱了，真正做到享受食物的那一天，才能迎来一个"享瘦"的自己。

1. 调整饮食结构和饮食习惯

其实小体重基数人群的每日热量的摄取值并不高，要不然体重早就一路飙升上涨了，也不会常年维持在微胖的状态。所以他们与其减少摄取量，不如微调习惯，在吃饱的基础上逐渐减下来。

怎么调整？在保证热量缺口的前提下，合理搭配饮食，才是正确的选择。小体重基数人群的优质蛋白、蔬菜、主食的种类和分量和其他人群一样，按照放纵饮食法的公式即可。具体如何选择，可参见本书第三章（p131）。

在进食的顺序上，同样按照放纵饮食法的原则，先吃1口富含膳食纤维、能增加饱腹感的蔬菜，再吃1口蛋白质，最后吃1口碳水含量高的主食，按照这个顺序，慢慢养成良好的饮食习惯。

做到了这两步，小基数的体重数字可能变化不大，但一段时间后，体脂一定会降低，在身体上的反映就是围度变小，你会发现原来的衣服、裤子、裙子都变松了。这个时候，周围的人会问你最近是不是瘦了？

2. 关注身体，留意矿物质与微量元素

如果你的BMI并不高，但腰部、腹部、臀部、四肢的某些部位存在脂肪堆积，而且非常难减，那是你的身体在提醒你需要补充矿物质或微量元素了。比如缺乏维生素D，容易导致瘦素分泌失衡，影响脂肪的正常分解；缺乏B族维生素和维生素C，会影响脂肪代谢导致脂肪囤积。

适当从食物中摄取维生素或直接补充补剂，都能唤醒身体的各项功能，提高小体重基数的减肥效率。

3. 不要精确计算卡路里和热量

如果你是小体重基数的减肥小白，我不建议减肥期间每天去计算各种食物的重量和热量。即使都是小基数，个体差异也很大，不能一概而论，精确反而会成为行动的束缚，让你无法享受吃饭的愉悦，得不偿失；其次，数学计算过于烦琐，不易坚持。一个好的开始固然重要，但容易坚持才是减肥的重中之重。

3 增加肌肉量，比减 5 公斤更有用

对于小体重基数的朋友来说，对体型的不满主要是体现在局部肥胖。局部肥胖和脂肪囤积、肌肉量不足有密切的联系。适合小体重基数人群的增肌运动主要包括以下几种：

无氧运动： 进行无氧训练并不意味着会练成"金刚芭比"，小基数增肌也需要更多的力量训练。无氧的力量训练（小重量、多组数）不会破坏体型，反而会让身体更加匀称，更具美感。如哑铃深蹲、哑铃卧推、哑铃弯举、俯卧撑、仰卧起坐等，都是不错的选择。如果你比较社恐，无氧训练也是零基础，那么可以在家里准备一些重量较轻的小哑铃、弹力带等小工具，随时可以开练。

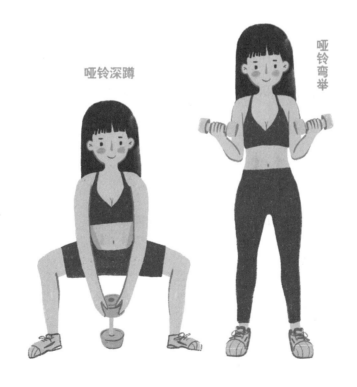

哑铃深蹲

哑铃弯举

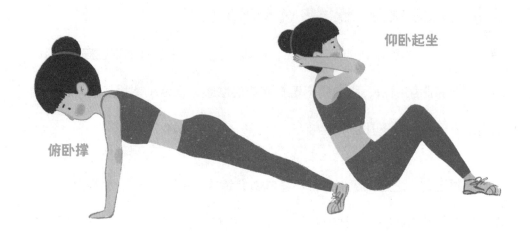

有氧训练：适当的有氧训练，如慢跑或快走，有助于提高心肺功能，同时也能辅助减肥，让小基数的增肌效果更加明显。

我一直认为超重/肥胖人群除了有身体上的臃肿，还有心理上的臃肿。

过于在乎体重数字和过于追求速成减肥，都会在不同程度上影响我们的心情，从而影响减肥效果。

很多时候与其过分焦虑，不如放平心态，好好吃饭，好好运动，说不定等你好好生活一阵子后再回过神来，就会惊喜地发现，你已经从一个"瘦胖子"变成了理想中的自己。

不同体型该如何减肥：
记得对应你的"水果人格"

你是苹果型？还是梨型？来，只需要 10 秒钟就能知道答案，我们来对照下面这个图自测一下吧。

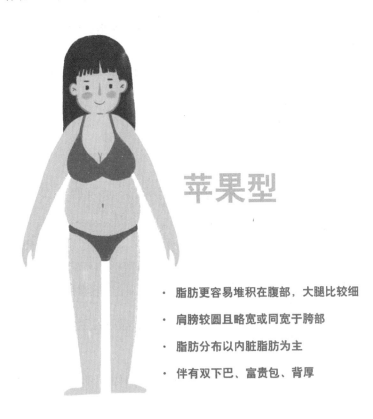

苹果型

· 脂肪更容易堆积在腹部，大腿比较细

· 肩膀较圆且略宽或同宽于胯部

· 脂肪分布以内脏脂肪为主

· 伴有双下巴、富贵包、背厚

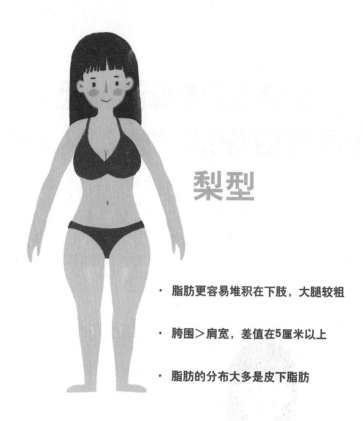

梨型

· 脂肪更容易堆积在下肢，大腿较粗

· 胯围＞肩宽，差值在5厘米以上

· 脂肪的分布大多是皮下脂肪

其实大部分的肥胖女生都是这两种水果型身材。

苹果型身材的人表现为四肢纤细，但腰部、腹部圆滚滚，肚子上的肉一捏一大把。

梨型身材的人呢，表现为上半身45公斤，下半身65公斤，就算减肥有效果，也可能是上半身瘦成了纸片人，腿还是粗得像两根大柱子。

不同体型的人有不同的减肥密码。这两种体型的人想要了解如何减肥，就需要了解这两种身材是如何形成的。

1 水果型身材的养成必有前因

先说苹果型的身材吧。

这类型女生的腰、腹部的脂肪赘肉多，如果你去捏她这部分的小肉肉，你会觉得这些肉都是软软的，坐下来或侧躺的时候，它们像会流动，真让人头大。除了遗传和生活习惯，究其根本是因为苹果型身材的形成和体内激素的关系密切，那是什么激素呢？

首先是胰岛素。苹果型身材的人的脂肪主要分布在腹部周围，当脂肪想要进行合成和分解的时候，苹果型身材的人会更容易出现胰岛素分泌不合理，出现胰岛素抵抗等问题。胰岛素非常神奇，它好像是指挥官，会发出号令，让堆积在腹部、皮下和腹腔内重要器官的脂肪消耗受影响，所以人看上去当然就变圆了。

而皮质醇呢，能神奇、精确地把脂肪锁定、囤积在腹部。皮质醇作为一种糖皮质激素和压力、情绪息息相关，所以又有人把苹果型肥胖称为"压力肥"。人一旦出现皮质醇失衡，新陈代谢就会降低，食欲还会增加，对甜食、碳水特别渴望，进而形成皮质醇越高压力越大，压力越大就越想吃，越吃就越胖，越胖皮质醇越失衡的恶性循环。

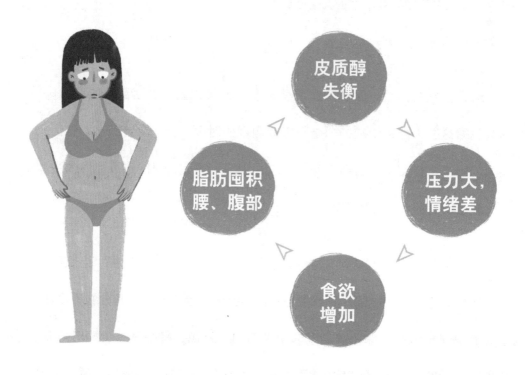

再说说梨型身材吧。

这类型肥胖的成因同样也和激素有关，梨型身材的形成主要受雌激素分泌水平的影响。大家都知道雌激素是一种女性激素，雌激素水平低会让女生的皮肤看上去没有弹性和水分，还会有骨质疏松和发生心脑血管疾病的风险。尽管如此，但雌激素水平也不是越高越好，过量的雌激素会导致子宫内膜增生、危害乳腺健康等问题，且高水平的雌激素会增加女生臀部和大腿的脂肪分布。

除了"激素梨"，还有一种"久坐梨"。这种身材是因为长期久坐、不运动导致的下肢血液循环不畅、脂肪堆积，如果再叠加跷二郎腿的坏习惯，这类女生就容易形成假胯宽、假翘臀，导致臀、腿部看上去又宽又厚。

这两种体型的人该如何减肥呢？

2 苹果型身材：攻克腰、腹脂肪

现在，我们已经知道了苹果型身材的女生想要减肥，必须重视体内失衡的两种激素。首先，我们需要让体内的胰岛素水平回到正常，那么在饮食上，我们该如何做具体的改变呢？

1. 不碰奶茶、甜品，把白面、米饭、馒头换成粗杂粮

长期大量的高糖饮食可能会导致胰岛素抵抗，使身体对胰岛素的反应减弱进而增加腹部脂肪的堆积。我们若想要改善苹果型身材，高糖食物如蛋糕、甜品、冰淇淋、含糖饮料等都需要敬而远之，糖油混合物更是苹果型身材的饮食天敌。

另外，苹果型身材的人一定要重视正餐，能不吃零食就不吃。如果实在嘴馋，可以慢慢减量，把零食替换成坚果及高蛋白食物作为加餐，除此之外，平常可以把高 GI 主食替换成低 GI 的粗杂粮，像燕麦、糙米、玉米、红薯、全麦面包，以降低血糖负荷的同时还能增加饱腹感。

2. 高纤维饮食，重视血糖平衡

高纤维饮食能促进餐后的血糖平衡，提高胰岛素的敏感性，我一直推荐苹果型身材的人喝苹果醋，也正是因为醋酸对于血糖的平衡有很大帮助。绿叶蔬菜、黄瓜、番茄这些高纤维的蔬菜，能延缓糖分吸收、促进肠胃蠕动，同时还能增加饱腹感，对苹果型身材的人来说是攻克腰、腹部脂肪的密码食物；另外，选择成分靠谱的苹果醋，可以减缓胃的排空速率，有助于减缓食物中碳水化合物的吸收速率，从而降低餐后血糖以提高胰岛素的敏感性。我每次吃高碳主食，就会习惯性地在里面加一些醋。此外，高纤维蔬菜是肠道益生菌的食物来源，能维持肠道内微生物的平衡，减少炎症，增加排便次数。当排便更顺畅后，肚子里的"垃圾"也就排出去了，身体就更轻盈了，"大苹果"变成"小苹果"也就理所当然了。

3. 摄入优质蛋白质

苹果型身材的人更需要关注优质蛋白质的摄入，因为优质蛋白质不会像碳水化合物那样直接刺激胰岛素的分泌，对血糖的影响较小；另外，优质蛋白质也有助于肌肉的生长和修复，这对"大苹果"来说尤为重要。让脂肪为肌肉腾地儿，人自然就变得紧致了。

4. 选对油，事半功倍

你可能会问肚子大和吃什么油有什么关系呢？其实，关系还真不小。苹果型身材的人需要特别注意饮食中的热量摄入和摄入脂肪的质量，因为植物种子油，如大豆油、玉米油、葵花籽油、花生油、调和油等，通常富含Omega-6多不饱和脂肪酸，能促进炎症，对腰、腹部脂肪十分不友好。

苹果型身材的人请换掉家里的植物种子油吧，改成橄榄油、茶籽油这类富含单不饱和脂肪酸的油。此外，苹果型身材的人应避免摄入反式脂肪并选择健康的油脂，控制每天的油脂摄入量在25克左右。

5. 多喝水，戒酒

我们在前面提到了苹果型身材的人的体内激素失衡，可能和皮质醇有关，也就是可能和我们遭受到的情绪和压力有关，如压力肥，就是人在压力大的时候精神状态不好，想要喝点东西振奋一下。但是，想要和肚子上的肉肉说拜拜，苹果型身材的人需要暂时控制对含咖啡因饮料的渴望，那渴了怎么办？还是那句话，多喝水。

提神饮品虽然能短暂的缓解压力、振奋精神，但你很快就会感到更加疲倦，心情也更差，生理压力地持续增加使得皮质醇的分泌水平持续变高，增加苹果型身材人的减肥难度。

苹果型身材的人减肥，为什么要戒酒？

　　酒精的热量高，这种热量不容易被身体识别为饱腹感，会增加腹部脂肪的堆积；另外，酒精会影响胰岛素和皮质醇的分泌，让苹果型身材人的减肥，难上加难。

6. 多吃坚果

　　有研究表明坚果吃够量了，腹部脂肪增加的风险会降低58%，尤其是杏仁，每天吃10克，是减少腹部脂肪的非常好的选择。

　　除了以上讲的真实的苹果型身材，还有一种身材和它非常相似，也是看上去肚子比较大但却不是苹果型，而是骨盆前倾。如何判断你是不是骨盆前倾呢？我们可以在家用下面的方法自测一下。

你是假性苹果型身材——骨盆前倾吗？

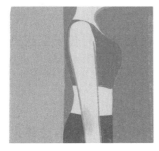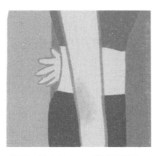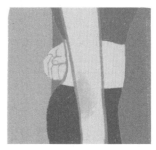

靠墙站立，整个身体后侧用力贴近墙面

腰间能过去一掌的距离表示体型正常

腰间能过去超过一拳的距离表示骨盆前倾

2个动作改善骨盆前倾

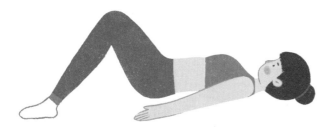

1.腹式呼吸

平躺屈膝，慢慢吸气，感受腹部慢慢鼓起；闭上嘴巴，鼻子深长、缓慢吸气4-5秒，此时胸部慢慢鼓起；慢慢呼气，让气流从嘴中慢慢呼出，使腹部慢慢回落。

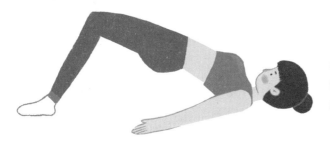

2.自重臀桥

臀部夹紧，向天花板方向推，收紧并停留1秒后吸气；放下臀部并吐气，重复上述动作。

3 梨型身材：如何解决胯宽腿粗

在梨型身材形成的原因中，我们已经知道了梨型身材分为"激素梨"和"久坐梨"，其实后者算是一种"良性梨"，为什么会形成这种类型呢，一般是因为你长期像日漫少女一样"内八"式走路，或者是坐着的时候喜欢夹腿、跷二郎腿。

因为是日常习惯导致的假胯宽，所以这类梨型身材的人还常伴有膝盖内扣、小腿外翻等现象，但"久坐梨"只是看上去会感觉下半身比较粗壮，通过调整平常的饮食，运动习惯，注意体态，假以时日，情况能得到明显的改善。

那"激素梨"呢？想要大梨变小梨，除了遵照基本的减肥逻辑外，在饮食上还要记得遵守以下几点原则：

1. 避免摄入过多的高雌激素食物

前面我介绍了"激素梨"是因为体内雌激素水平失衡，所以这类体型的人想要减肥，饮食方面一定要避免过多地摄入雌激素，像动物性食物中的蜂王浆、雪蛤等可以少吃一点，以便维持身体内雌激素水平的稳定。

与此同时，梨型身材人的餐桌上可以多安排一些十字花科类的蔬菜，像羽衣甘蓝、紫甘蓝、西蓝花、卷心菜等；还有百合科类的蔬菜，如韭菜、洋葱、蒜苗等，这些食物不仅能调节体内的雌激素，平衡内分泌水平，还能扑灭身体内的小火苗起到改善慢性炎症的作用。

2．多吃维生素 B₁ 和维生素 B₆ 含量高的食物

梨型身材的人可能会有下半身储水的现象，臀、腿部看上去肿肿的，所以，平常可以多吃富含维生素 B_1 和 B_6 的食物，比如用红豆、绿豆这类杂豆作为主食，多吃深绿色蔬菜、瘦肉，加强体内的水分代谢和排出，以缓解水肿现象。

3．补充含 Omega-3 的食物

和苹果型身材的人一样，梨型身材的人想要减掉臀、腿部的脂肪，也需要补充优质脂肪，同样可以多摄入含 Omega-3 的食物。坚果、深海鱼、亚麻籽、奇亚籽等食物中有比较高的含量，它有助于调节体内的雌激素平衡，也能帮助臀、腿部的脂肪分解，如果不方便吃含 Omega-3 的食物，也可以购买 EPA[1] 含量高的鱼油补剂，按量补充即可。梨型身材的人在日常的生活中也需要减少甜品、蛋糕、奶酪及大量奶制品、精加工类食品、红肉的摄入。

因为我自己就是梨型身材，比起胖，我听得更多的是说我的腿比其他人粗。在学生时期就有人说我的腿看上去像两根棒槌，所以从小到大，我用了很多方法来调整我的腿型。市面上流行的瘦腿按摩操、瘦腿霜、腿上裹保鲜膜、穿压力袜睡觉等我都试过，可以说什么用处都没有。

注：①EPA：是二十碳五烯酸（Eicosapentaenoic Acid）的英文缩写，它属于Omega-3多不饱和脂肪酸。EPA作为人体必需的脂肪酸之一，对人体健康有多种益处，但人体自身无法合成，必须从饮食或补充剂中获取。

瘦腿小心机：生活中可以用到的2个腿部拉伸动作

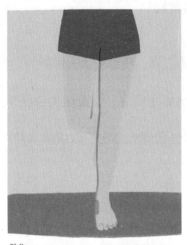

动作一

单脚抬起，将抬起的脚放在支撑脚的脚踝处，感受足弓的抬起发力。

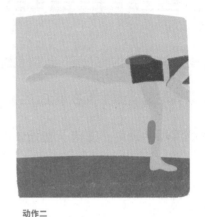

动作二

先单脚站立，重心放在脚底的中间，抬起的腿慢慢向后延伸，感受大腿后侧的拉伸感；放下抬起的腿缓缓起身，用臀大肌发力（不会用臀大肌发力，只会用小腿走路，小腿会越走越粗）。

在我从事健身行业、学习了营养学之后，我总结出的正确减肥思路，不仅使梨型身材的人得到了改善，他们整个人也变得健康、更有活力了。但更重要的是我打开了他们的审美思路：不管是苹果型身材还是梨型身材，或是其他类型的身材，美是没有标准的，身体只有健康和不健康，身材没有好看和不好看。没有人能给美下定义，但是如果你想改变自己的体重或身材，不妨从接纳自己开始，再用正确的方式去达成目标以拥抱心目中更美的自己。

做到这几点，
易瘦体质陪伴一生

当你阅读到这里的时候，相信你已经意识到了肥胖会给自己的生活带来一些不好的影响并且想要改变这种状态；你也知道了减肥不是和食欲对抗，不是必须苛刻地按照某份减肥食谱严格地限制自己进食；减肥之路也不是"苦行僧"，更不是一件必须经历痛苦才能收获结果的事。

因为我胖过，暴食过，节食过，也吃过减肥药物，所以我深深明白那些痛苦和反复减肥的绝望，我希望所有仍在经历这些痛苦的人，在不偏离日常生活的前提下，能健康科学、长久坚持、效果明显地瘦下来，并且瘦下来后能长期保持，不反弹，养成易瘦体质。

易瘦体质的人有什么特点呢？

易瘦体质的人有什么特点

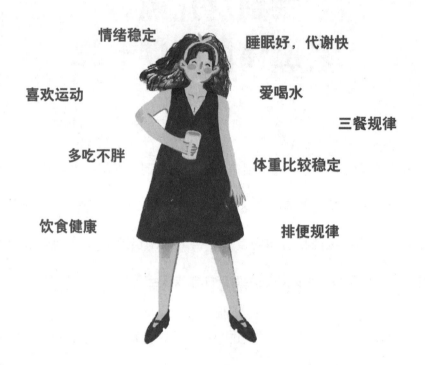

情绪稳定　　　　　睡眠好，代谢快

喜欢运动　　　　　　爱喝水

　　　　　　　　　　　三餐规律

多吃不胖　　　　　体重比较稳定

饮食健康　　　　　排便规律

在这一章里，我将从饮食、食材选购和生活习惯3个方面，总结10个宝藏级的易瘦技巧帮大家顺利养成易瘦体质。

首先来说饮食方面的6个小习惯。

技巧1：一定要记住多喝水

喝水对减肥有多重要，有多少人知道呢？当我们的身体缺水时，就容易感到饥饿，体内的一些有害的代谢产物也没办法及时排出体外，甚至导致我们的基础代谢降低从而降低每天的热量消耗。如果我们的饮水量不够，就相当于减肥的开关被关上了。

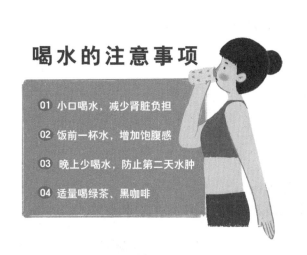

喝水时间表	
第一杯水	8：00
第二杯水	10：00
第三杯水	11：30
第四杯水	13：00
第五杯水	14：30
第六杯水	16：00
第七杯水	17：30
第八杯水	19：00

技巧 2：早餐不能省，一定要吃

早餐与代谢的关系最密切。早餐会让新陈代谢恢复正常水平来帮助我们更好地消耗热量。所以早餐对我们而言就像是新陈代谢的启动器。

技巧 3：非必要不加餐

我们想要养成易瘦体质，需要尽量延长空腹时间。因为空腹时的胰岛素水平会保持在相对稳定的状态，这时，我们的身体不会开启脂肪合成机制。我们一旦打破了身体的空腹状态，就会影响减脂效率。如果必须加餐，建议以优质脂肪和高蛋白食物为主。

技巧4：按照正确的顺序来进餐

有利于控制体重的进餐顺序为：先吃1口少油少盐的蔬菜，再吃1口富含蛋白质的鱼、肉、蛋，最后吃1口富含淀粉的主食，这样的进餐顺序，再搭配1拳法则，也就是按照放纵饮食法来进食，慢慢地养成习惯，易瘦体质也就离你不远了。

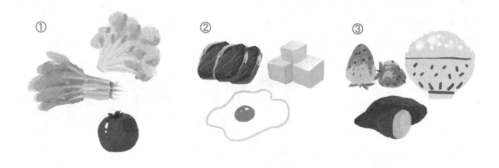

技巧5：菜太油：涮一涮或吸一吸

我们可以用清水涮涮重油重盐的菜品，也可以用米饭吸一吸菜品表面的油盐来"偷"走一点热量。用清水涮菜是生活中非常容易做的一件事，这么吃几顿可能没什么效果，但易瘦体质不是一天两天就能养成的，坚持就会有效果。

技巧6：细嚼慢咽慢慢吃

细嚼慢咽是一种非常好的饮食习惯，因为口腔的充分咀嚼和搅拌能促进食物的消化分解，减轻胃肠负担；另外，很多研究表明吃同样的东西时，进食速度变慢，其摄入量会明显减少且餐后的饱腹感更强。所以，为了易瘦体质，我们养成细嚼慢咽的好习惯吧。

在食材选购方面，我也总结了以下两点。

技巧7：购买食材前，先查看食品的配料数量

我们在选择食品时，食品的配料数量越少越好。建议尽可能选择配料种类少于6种的食品，光靠这个小细节就能使你在易瘦体质养成的道路上超过80%的人，因为它可以帮助我们过滤掉很大一部分不健康的食品，从食品的质和量两方面来帮助我们控制体重。

技巧8：拒绝促销装，尽量购买小包装食品

实话说，超市里的大包装促销、"买一赠一"的套路都是减肥的绊脚石。你把大包装食物买回家，看着满满当当的大袋零食，你会觉得自己在食物上"从没有打过这么富裕的仗"，不自觉的就会多吃。这个时候让你控制每次吃的数量，其实有点挑战人性了。所以不论是购买包装食品还是去餐厅点餐，我们尽量选择小份的。

为了养成易瘦体质，我们可以从现在开始，在生活方式和行为习惯上，

从下面两点做起，去奔赴稳定的瘦。

技巧 9：餐后半小时不坐下，睡前 3 小时结束进食

餐后的轻体力活动有利于降低餐后血糖峰值，避免合成过多的脂肪。推荐的餐后轻体力活动有进行站立、收拾餐具、打扫屋子和散步等。

中国 18 ～ 64 岁健康成年人常见身体活动的强度系数			
活动类别	具体活动	MET[①]	强度
不活动/休息	安静地躺着	1.2	静态行为
	安静地坐着	1.3	静态行为
	安静地站着	1.6	低
	坐姿：读书	1.4	静态行为
	坐姿：打字	1.7	低
家务劳动	整理衣物：叠、挂、熨烫、洗衣服	2.2	低
	拖地	2.6	中
	铺床：换床上用品	2.7	低
	整理房间：书桌、物品	2.7	低
	清洁：擦地板、清理垃圾等	2.8	中
	购物：手推车	3.8	中
	购物：手提篮子	4.3	中

注：①活动强度以代谢当量（MET）来表示，该数值代表活动时能量消耗相当于安静时能量消耗的倍数。1MET 是休息静坐时的能量消耗速度。对大多数人来说，相当于每分钟每公斤体重消耗3.5毫升氧气。

而睡前进食，尤其是进食高脂肪或高糖食物，可能会打扰睡眠，因为这些食物需要更长的时间来消化，并且可能会提升血糖水平。一些研究表明，睡前3小时内进食的人更容易出现睡眠问题，如起夜、入睡延迟和睡眠时间缩短，都是会影响减肥的效果。

技巧10：抓住任何机会多走几步

日常生活中有很多机会可以运动，如上下班提早一站下地铁或公交走到目的地；低楼层能走楼梯就不坐电梯等。虽然这些运动看着不显眼，但可以让你每天多消耗200～300千卡热量。

以上就是我为大家总结的10个养成易瘦体质的秘密武器。如果我们在短期内要改变太多的习惯而觉得很难做到时，你也可以尝试以21天为一个周期，慢慢养成好习惯。

也许你的身边会有令你羡慕的朋友，因为她怎么吃也不胖，老天似乎特别优待她，让她不费吹灰之力就能永远保持好身材，当你觉得自己很努力但也没有拿到想要的结果时，我想告诉你要学会幸福的享受食物，不违背自己的本性，与食物和解，让减肥这件事变得幸福也更容易坚持。

把好习惯坚持下去，让自己不辛苦，在享受生活中变瘦，不久的你将来也会变成那个令人羡慕的朋友。

04.

减肥难题：
各个击破

嘿，很高兴你已经看到这里了，是时候让我们来聊聊减肥路上的那些小秘密，还有那些让人又爱又恨的小难题。

读完这一章，你会开始注意一些原来生活中没有注意的事情。

我想要和你分享减肥平台期的奥秘；学习如何用抗炎饮食来给身体加油，了解喝水都胖和天选干饭人到底是怎么回事；带你走进睡眠这座神秘的花园，看看它对减肥有着怎样的神奇助力；让你更关心如何在葆有美丽的同时，能健康且年轻地瘦下来。

当你养成了早睡早起的好习惯，你的身体就会变得更加轻盈，思绪就会变得更加清晰；当你的饮食变得健康时你会发现你的皮肤会变得更加光滑，精力会更加充沛；你会了解到原来那些看似不起眼的小习惯，比如多喝水、多走路、多笑笑，都能对你的身体产生巨大的影响。

我总是相信在生活这本词典里，减肥的注释不是关于剥夺而是关于赋予。

它不会让你放弃美食，而是让你学会享受更健康的美食；

它不是让你放弃休息，而是让你学会更高质量的休息；

它不是让你放弃快乐，而是让你学会更深层次的快乐。

　　减肥不是一场短暂的战斗，而是一段长长的旅程，在这段旅程中，你会接收到很多信息，还会接纳食物，它不仅仅是食物，还是一把钥匙，我们可以借由它打开自己的心门，找到你真正想要的生活方式。这段旅程没有终点，一步一景，我希望和你一起来看，但我更希望这段旅程我只需陪你某一段，因为那个时候的你或许已经不需要依附任何人，已经在闪闪发光了。

令人崩溃的
减肥平台期

如果你正在减肥，或者以前曾经尝试过减肥，你是否留意过你的体重下降趋势呢？你可以回想一下你的体重变化曲线更接近于下面哪种情况呢？

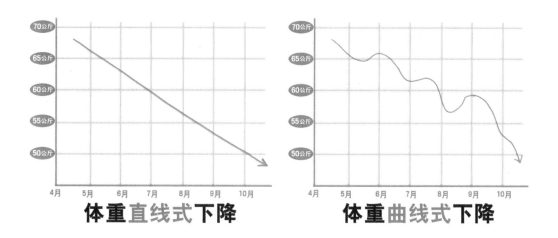

体重直线式下降　　**体重曲线式下降**

所有人都希望减肥的时候能拥有第1种体重的下降趋势，数字刷刷往下掉，多美好啊！但在现实生活中，你的体重如果是按照这样的直线式下降，你的身体就会亮起警示灯，且后果非常严重。

事实上，第2张图才是正常的、科学的体重变化曲线。那么第2张图中的那些波动的、停滞的时期，为什么会出现呢？

1 减肥平台期到底是个啥

在了解减肥平台期之前，你或许已经听说了一个非常火的观点——体重定点，也有人把它称为体重锚定点、体重调停点、体重基线等。

所谓体重定点，从遗传学的角度来看是因为每个人的体重都受到生理机制的调控，在调控时体重会趋向稳定在一个比较固定的范围内，这个范围是由基因决定的，就像汽车的巡航控制系统可以根据实际情况自动调节油门和刹车，以保持汽车的速度稳定，就像身体总会试图维持"固定"的状态一样。

这种解释听上去好像很有道理，但你有没有想过如果真的减到一定程度而不再瘦下来时，那人是不是不吃东西也不会饿死？有体重定点来保驾护航，被美食偏爱时就可以有恃无恐了？这种解释显然和事实不符，对于体重定点是否存在，还需要更多的时间和研究来证明。我们回头看看前面的体重曲线图，如果说那些波动、不稳定的曲线趋势不是体重定点在发挥作用，那到底是什么原因呢？其实，它就是我们在减肥中时常听到的"平台期"。减肥平台期认为人不存在天生的体重范围，因为我们的身体极其聪明，当我们为了减肥采取减少能量摄取或增加耗能的行为时，身体就会慢慢产生适应性，它会感受到你正在使用一些"手段"来促进体内脂肪的加速分解，接着它会将摄取食物的能量充分吸收并有效利用，同时降低你的基础代谢，开启自我调节机制，让体重不会一直下跌。

处于减肥平台期的身体不是调节刹车和油门的巡航控制系统，而是像逐渐习惯了某种节奏想要摸鱼的员工，只要有强烈的外界刺激和改变，它就会努力工作。

2 减肥的真平台期与假平台期

减肥的平台期也分真和假？其实，我所说的"真平台期"是身体适应了当前的饮食和运动习惯后，需要用科学、健康的减肥方法来突破因基础代谢降低而导致的长期体重不变的情况；而"假平台期"通常是由于外部因素，如饮食控制不当或运动习惯改变引起的短期体重停滞。

分辨真假平台期的 Tips

要分辨自己是不是真的遇到了减肥平台期，只需要看自己是不是符合以下几个特征：

● 和减肥时吃得一样多，食物的种类也没有太多变化，体重却不再下降，身体的各项围度也没有什么变化；

● 一直在定期、定量地坚持运动，每天都在消耗热量，体重没有太大的起伏；

● 减肥已经持续了 1 个月甚至更长的时间，但体重却没有什么变化，进入了停滞期。

减肥平台期是自然的生理现象，不必惊慌失措，说明身体正在适应新的体重。面对减肥平台期，调整你的减肥计划和保持积极的心态至关重要。

当你减肥遇到卡平台了，更需要学会管理压力，因为心理和生理是一个互相影响的过程，压力过大可能导致体重停滞。我们要有耐心地坚持下去，不要因为短暂的停滞就放弃所有的努力。减肥平台期不可怕，可怕的是如果不了解减肥平台期的本质，看见体重不变就忧心忡忡，怀疑自己是否一夜回到了解放前，我们要相信自己一旦突破了这个阶段，身体就迎来了全新的绽放。

3 如何突破减肥平台期

减肥的平台期因人而异，有些人来得快、有些人来得慢；有些人时间长、有些人时间短，这是因为它们和身体情况、饮食结构、生活习惯以及减肥方法都有关系。

有研究表明小基数体重和大基数体重比起来，前者的减肥平台期会来得快一些；反复减肥的人就会比第一次减肥的人的平台期更难突破；节食减肥的人会比正常减肥的人需要更多的手段来度过平台期。

突破平台期是减肥过程中的一部分，它应该和减肥的所有过程一样，是在你放松和有安全感的前提下进行的，但凡让你感觉别扭、很难接受的手段都不会有好的减肥效果。

对于正常减肥的人来说，想要突破平台期并不难，因为在这之前，你已经轻松地瘦下来了，说明减肥的方法就是对的，既然方法用对了，那为什么要改变呢？如果为了赶紧掉秤、急于求成，又盲目地去节食、断食，反而会影响身体的机能，身体一旦出现问题，就会进一步影响后面的减肥。

减肥的总方针政策不需要改变，你只需要从具体细节上做出调整，这就是突破减肥平台期最好的方法。

1.超级变变变，不断突破身体的适应性

我们可以尝试去改变饮食结构和食物种类。

比如你前期减肥吃的是猪肉和牛肉，那现在就可以选择鱼肉和贝类；如果你常吃鱼肉、贝类，那就可以换成虾肉、鸡蛋、羊肉或鸡肉、鸭肉；还可以把原来的一种主食换成两种，比如以前吃1根甜玉米，现在就可以换成半根甜玉米＋半碗糙米饭；蔬菜方面可以拓展种类，将绿叶类、菌菇类、根茎类换着吃。总之，尽可能保证一个星期都吃不重样的，以突破身体的适应性。

同理，除了饮食，你还可以尝试改变运动的方式和种类，选择与原来完全不同的运动。如果你习惯了跑步，那就去跳操；如果你习惯了跳操，那就可以去做HIIT（高强度间歇性训练）、平板支撑、瑜伽、打球等。

总之，万变不离其宗，只要改变原来的生活方式就可以了。

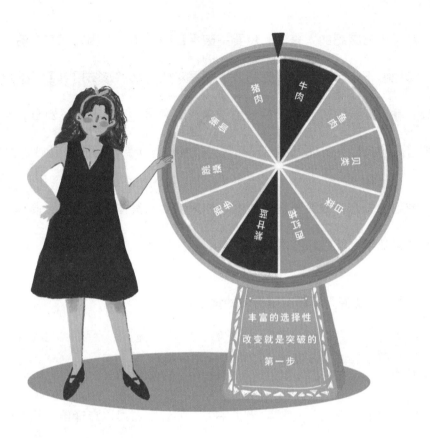

2. 补充维生素和矿物质，来点加速剂

B族维生素： 如果你感觉自己不掉秤以后情绪波动大、容易长溃疡，那么你有可能是体内缺少B族维生素。减肥平台期有绿叶蔬菜、豆制品、杂粮等可供选择（尽量选择不常吃的食物），在平台调整期，我们可以1周吃2次动物内脏。如果这些食材你都不喜欢吃，也可以购买复合维生素B片，每天早餐后服用。

矿物质镁： 增加含镁食物的摄入可以提高脂肪和碳水的代谢，还可以改善睡眠，当睡眠足够了，掉秤的速度就会加快。我们除了能从食物中增加镁的摄入，还可以购买一些镁片来作为补充。

3. 对自己好一点，让身体和心情放纵一下

如果对调整了饮食结构、进餐时间、运动种类和睡眠后的减肥收效还不满意，那我们可以去大吃一顿放纵欺骗餐！1 个小时之内，吃完想吃的高热量食物，能开心一整天！但第二天要及时恢复健康饮食并多喝水。短暂的欢愉不是放纵，而是有目的的调整，是为了迎接更好的出发。

4. 休息 2 个月之后再继续，也未尝不可

当你已经经过调整并尝试过很多方法但体重还是不降（这也不是没有可能），那我们就休息 2 个月后再继续。

现在，你已经知道了体重下降的曲线就是不断波动的，你会觉得整个过程很慢、时间的跨度很长，但在减肥这件事上，慢就是快，快就是慢，越急功近利，结果往往越糟糕。

节食减肥后如何突破减肥平台期的 Tips

除了正常减肥的人会遇到平台期，通过节食减肥的人也会遇到，但我们在处理方式上会略有不同。

● **首先，要停止节食，吃优质的食物。**保证蔬菜、肉类、主食的摄入，这时你的体重会有少许回弹，但不用担心，这是因为你的身体在保护你，把应激状态拉回来，以便更好地减肥；

● **其次，重视补充维生素和矿物质。**节食会导致人体的能量、维生素、矿物质摄入不足，身体会处于亚健康甚至慢性炎症的状况。所以节食减肥的人在遇到平台期后更需要补充多样化的维生素和矿物质；

● **最后，保证睡眠、停止焦虑。**吃好、睡好、心情好才能度过节食带来的减肥平台期，解除身体的应激状态。

几乎所有正常减肥的人，在用正确的、科学的减肥方法后都能瘦下来，体重也一定会下降。没有不能跨越和突破的减肥平台期，我们需要做的就是去改变。

生活化的
抗炎方案

提到"炎症"这个词，你首先想到的是不是生病了？比如发烧、肿胀、发红、疼痛？你的家人或医生就会告诉你："你的身体里有炎症。"

1 你的身体正在发生炎症

炎症到底是什么？它是我们的身体对应入侵者的一种反应机制，当我们受到病毒等病原体的攻击时，身体就会进入防御模式，表现在身体上就是通过炎症反应限制病原体的扩散并启动修复过程。举个简单的例子，当我们被蚊子叮咬以后，被咬的地方就会很快出现红肿和瘙痒的症状，这是因为我们的身体对蚊子唾液中的物质产生了排斥反应，因此产生了急性炎症。

急性炎症虽然时常伴随着红肿、疼痛、瘙痒等这些让人不舒服的症状，但这些症状在短期内就会随着炎症一起消除。它来得快、来得急，就像一场大火，虽然来势汹汹，但只要及时扑救，身体也会随之恢复平静。

比起急性炎症，我们更应该担心的是持续的低水平炎症（也称为慢性炎症）。慢性炎症通常没有明显的症状，不容易被察觉，所以容易被我们忽略。慢性炎症可能在我们的体内持续作用，长期影响着我们的健康。

潜在的慢性炎症

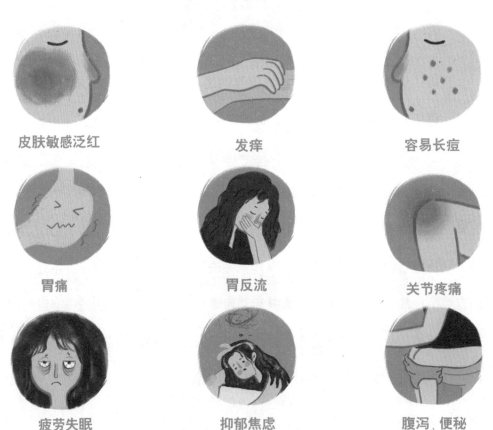

皮肤敏感泛红　　　　　发痒　　　　　容易长痘

胃痛　　　　　胃反流　　　　　关节疼痛

疲劳失眠　　　　　抑郁焦虑　　　　　腹泻、便秘

慢性炎症会使我们的身体长期处于低强度的被刺激状态，就像是欢宜香，一两天甚至一两个月都感受不到它的危害，但日积月累便会持续损害你的身体，它会不断攻击、损害你的器官和组织，这时各种疾病就会随之而来。

2 慢性炎症正在让你变成易胖体质

因为慢性炎症会摧毁我们的免疫系统，所以它和肥胖的关系也越来越被大家关注。用一句话可以总结为：肥肉多了、脂肪多了，炎症也就跟着来了。

如果你的身体是一座大房子，而脂肪组织就是房子里的房间，当房间（脂肪组织）里塞满了东西（脂肪细胞），房间就会变得越来越拥挤（人越来越胖）。随着时间的推移，这些堆积的东西会产生一些有害物质，我们把这些物质称为促炎因子，它不仅会让你房间内的空气变差，还会蔓延到其他房间（其他器官和组织），对其他房间产生不利影响，逐渐导致你的整座房子（你的身体）处于慢性炎症的状态。

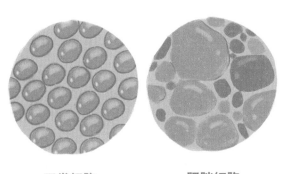

正常细胞　　　　　肥胖细胞

最容易产生慢性炎症的人不是皮下脂肪多的人，而是内脏脂肪多的人，也就是苹果型肥胖，这也是我为什么一直重点强调苹果型身材对健康水平的影响最大。

肥胖和慢性炎症如影随形，互相影响。肥胖一旦开始，脂肪就开始在你的身体内存储，从而引发一系列的健康问题。当你出现一些不舒服的感觉时，比如饭后常常犯困、注意力不容易集中等，这些小小的异常都是身体在向我们发出警示。

控制体重可以有效地抵抗炎症，我们想要抵抗炎症，就要从一日三餐开始。

3 抗炎生活，先在冰箱里找答案

为什么抗炎要先从吃开始？因为食物的选择是一个整体的概念，要学会选择食物还要学会吃，不是让你学会选择单一的食物，而是要学会一种正确的、愉悦的饮食模式。抗炎也是一样，我们学会了这个模式，不仅可以抵抗慢性炎症，还可以让你更松弛地和自己的身体长久共处。

最近几年提到的抗炎饮食，其内容包括分析食物的促炎程度、研究膳食的炎症指数，还有教你阅读体检报告的各项指标。各种复杂的计算方法是不是让你还没开始入门就已经很头疼了？现在，你可以放下饮食焦虑，因为正确判断自己吃的东西促不促炎并没有那么难。

很多研究表明，食物的促炎程度和加工程度有直接的关系，根据其加工程度，我们可以把食物分为抗炎、中立、促炎3种类型。新鲜水果、肉蛋类、蔬菜类都是天然食物，它们没有经过加工或加工程度非常小，所以这类食物具有抗炎属性。中立的食物包括从天然食物中提取的加工原料，像白砂糖、淀粉、食用油等；还包括天然食物和加工原料一起制作的食物，如包子、面条、炒菜等。我们要重点注意的是具有促炎属性的超加工食品，因为它们添加了大量的盐、糖、反式脂肪酸和添加剂，我们在生活中要尽量少吃。

你会选择抗炎食物吗？

如果你最近特别容易爆痘，睡眠也不太好，假如你现在在超市要为接下来的一周储备一些抗炎食物，你会选择以下哪些食物呢？

A. 草莓果汁   E. 午餐肉

B. 蓝莓   F. 菠菜

C. 速冻饺子   G. 燕麦奶

D. 新鲜鱼肉制作的手打鱼丸   H. 鸡胸肉

答案揭晓：

如果以抗炎为前提，我们首先要排除促炎食物，也就是C、E。

其次，A、D、G属于中立属性食物，如果特别想吃，可以适量采购；

最后，B、F、H为一级食品，是保留了食物原本样子的原型食物，几乎没有加工，像这样的原型食物，可以给我们的生活提供更多的营养素和饱腹感，建议在生活中多吃。

如果你想清楚的了解抗炎饮食应该如何摄入，可以参照下面的12层抗炎食物金字塔。在这个金字塔中，越在下层的食物抗炎效果越好，在生活中可以大量摄入，补充频率也可以更高。

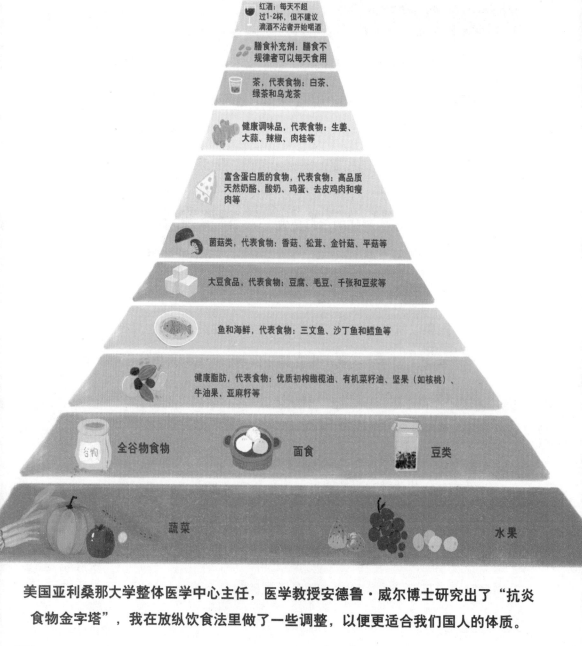

美国亚利桑那大学整体医学中心主任，医学教授安德鲁·威尔博士研究出了"抗炎食物金字塔"，我在放纵饮食法里做了一些调整，以便更适合我们国人的体质。

在这座食物金字塔中出现了一些可以和食物搭配的抗炎小帮手，它们可以帮助我们更高效地抗击慢性炎症。

肉桂粉： 已经有研究表明肉桂中的丁香酚、肉桂醛和肉桂酸不仅可以抗炎，还能对大脑功能产生积极的影响。

姜黄： 姜黄是一种橙色香料，含有强效的抗炎化合物——姜黄素。姜黄素有助于降低许多慢性疾病的发生风险，但姜黄素不溶于水，所以我们需要选择能真正被人体吸收、利用、靠谱的姜黄素补剂，才能起到抗炎效果。

黑巧克力： 处于抗炎食物金字塔顶层的黑巧克力，可以预防心血管疾病。我们在挑选黑巧克力的时候，建议挑选可可含量在 70% 以上且含糖量较少的黑巧克力。适量吃黑巧克力不仅可以抗炎，还可以稳定我们的食欲。

4 化繁为简的生活化抗炎方案

抗炎和减肥一样，如果想要达到健康的最佳状态，我们除了需要注意饮食，还需要从生活习惯入手。别害怕，将抗炎方案化繁为简后它就没有那么难啦！

首先，从现在开始做有规律的运动。 每天进行 30 分钟的适量运动可以抵御慢性炎症带来的影响，当我们感到精神不佳、疲惫的时候，可以站起来走一走或摆动手臂并拉伸一下，这几个小动作还可以促进我们的血液循环，唤醒我们免疫系统的抑制炎症的基因，让它们赶紧起来工作。

其次，重新布置卧室，换一套喜欢的床品。睡眠障碍与炎症水平的升高有很大的关系，睡前玩手机能抑制褪黑素的分泌，睡前吃东西能影响消化系统，当我们尝试改善睡眠环境让自己睡得更舒服以后，每天睡够7～8个小时不仅可以让我们保持活力满满，还可以减少体内的炎症。

最后，别内耗，学会减压。当我们长期感到紧张和焦虑后，会导致我们体内的内分泌激素失衡，体内慢性炎症的水平也会增加。给大家分享1个小技巧，当我们感受到压力时，最方便、有效的减压方法就是调整呼吸，用鼻子吸气4秒后屏住呼吸4秒，再缓慢呼气4秒，就这样重复3～5次，能让心情慢慢平静下来。

慢性炎症不是一夕之间造成的，饮食和生活习惯的改变也不能立刻全盘翻转，只要我们放平心态，给自己一些时间，在生活中将抗炎这件事提上议程，就能在大火弥漫之前将其扑灭。

胖菌与瘦菌：
为什么有人天生吃不胖

有一对双胞胎姐妹，姐姐胖一点，妹妹瘦一点。有人做了一个有趣的实验，他把这对双胞胎姐妹的肠道菌群移植到了无菌小鼠的体内，一段时间以后，移植了姐姐肠道菌群的小鼠越长越胖，而移植了妹妹菌群的小鼠却越来越瘦。

这个实验就是美国科学家Jeffery Gordon对肠道菌群的研究。在俩姐妹移植的肠道菌群里，姐姐体内的菌群中发现了大量的厚壁菌，而妹妹的肠道菌群中含有丰富的拟杆菌。

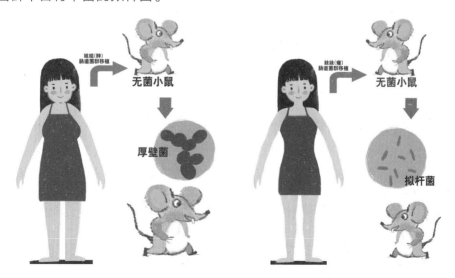

移植了姐姐肠道菌群的小鼠越长越胖，而移植了妹妹肠道菌群的小鼠却越来越瘦

207

你有没有发现当自己长胖以后，经常会出现腹胀、吐酸水、打嗝，拉粑粑的次数过多或过少，吃东西后容易肚子不舒服甚至腹泻，过往的肠镜结果可能还显示有息肉的情况？

除了有上面这些情况，你是否发现自己用了很多方法都减肥失败？这些方法不仅容易反弹，而且会让你特别想暴饮暴食，身体还莫名其妙地出现各种不舒服。

如果你被"确诊"为这类肥胖，别怀疑，大概率是因为你的肠道菌群在作祟。

1 胖人有胖菌，瘦人有瘦菌

为什么肠道菌群会影响肥胖？

我们都知道每个人有不同的血型，其实肠道也有自己的肠型。肠道是人体内聚集微生物最多的器官，按照微生物含有的主要优势菌属以及整个肠道菌群的功能偏向，人的肠型主要分为3类：B型、P型和F型（也称 I 型、II 型和 III 型）。不同的肠型拥有不同的菌群结构和功能基因，肠型不同的人对能量的代谢和存贮方式也不一样。

研究表明，每个人的肠道内主要的菌类含量不同，所以每个人的饮食和生活习惯也会不同，就会直接影响人的肥胖程度。有人说自己"喝水都会胖"，这是因为你的肠型中主导的菌种全年无休、无时无刻不在工作的原因。

如果你是B型肠型，那么你的肠道内生存的主导菌类就是拟杆菌（*Bacteroides*），也就是实验中妹妹的肠道菌群移植到无菌小鼠体内后被检测出的主要菌群。拟杆菌可是瘦子专属，肠道中拟杆菌多的人，平常更爱吃高脂、高蛋白食物，爱吃肉，但"气人"的是，它也很容易消化高蛋白和精制碳水，所以，如果你是这类肠型的人，那你就是天选干饭人。吃同样的大米饭和面条，你的脂肪转化率会较低。

正因如此，拟杆菌还有一个名字叫"瘦菌"。

P型肠型人的肠道主导菌类是普氏菌（*Prevotella*），如果你平常爱吃五谷杂粮、蔬菜、水果，或者有长期摄入含膳食纤维的保健品的习惯，那么你有很大的概率是该类肠型。素食主义者大部分就是P型肠型人。

最后要说到的是F型肠型人，这类人的肠道主导菌类是瘤胃球菌，他们的肠型是以厚壁菌占比的高低来区分的。

你一定会问，那厚壁菌和瘤胃球菌有什么关系呢？

这两者的关系就像森林和灌木的关系。人的身体如同一个生态系统，厚壁菌是生态系统中的森林，它包含了多种"树木"，各种菌类都在森林中，比如乳酸杆菌属、芽孢杆菌属、梭菌属和肠球菌属等；而瘤胃球菌则是厚壁菌中的一部分，它的专职是负责分解纤维类物质，是肠道内纤维降解的主要贡献者，就像灌木遍布于森林的各种树木之间，为生态系统提供多样性和稳定性。

F型肠型的人长着一颗碳水脑袋，饮食喜好上更热衷于高碳水化合物。当肠道里的厚壁菌看到高糖、高油脂食物时，就疯狂地吸收、消化，同等分量的食物在它们这里能产生更多的能量。当人体消耗完日常所需要的能量后，剩余的能量可能就转化成脂肪在体内堆积，因此，F型肠型的人更容易长胖。

双胞胎实验中，姐姐的肠道菌群移植到无菌小鼠内的主要菌种就是厚壁菌，因此，厚壁菌被当之无愧的冠以"胖菌"之名。

有益菌、中立菌和有害菌

菌类其实也分为3类：有益菌、中立菌、有害菌。

中立菌没什么立场，如果你身体内的有益菌占上风，它能帮助有益菌攻打有害菌；如果你身体里的有害菌占上风，它就站在有害菌的队伍里一起消灭有益菌。

不管是瘦菌、普氏菌还是胖菌，它们都有双重属性。

当肠道内的菌群失衡时，无论是哪类菌群，其占比的过高或过低，对人体都是不利的。

肠道菌群是一个复杂的系统，我们需要让它处于均衡有序的状态，理想的肠道菌群比例为2（有益菌）：1（有害菌）：7（中立菌，也叫机会致病菌）。

2 从"喝水都胖"到"天选干饭人"

现在我们已经知道了肠道菌群有可能就是导致肥胖的始作俑者。为了改变易胖体质，我们可以在生活习惯上适当增加肠道内的瘦菌占比。

1.增加高纤维食物的摄入

瘦菌会产生GLP-1[①]和瘦素等激素，它们会进一步抑制食欲，所以我们在日常生活中可以多摄入高纤维食物，延长饱腹感，让自己感觉不那么饿进而达到控制体重的目的。

同时，高纤维食物（比如西蓝花、香菇、火龙果等）能够吸附肠道内的毒素和有害物质，帮助你更好地排便。肠道被"清扫干净了"就有助于减少有害菌的生长，给瘦菌的增殖让地儿。

2.适量摄入发酵食物

发酵食物含有丰富的益生菌，如乳酸菌和双歧杆菌，这些益生菌能够改善肠道的菌群失衡，增加有益细菌的数量，抑制有害细菌的生长；此外，发酵食物中的生物活性物质具有调节免疫的作用，能够减少炎症标志物分子，帮助我们维持肠道的健康。

注：①GLP-1，全称为胰高血糖素样肽-1（Glucagon-like peptide-1），是一种主要由肠道L细胞产生的激素，在调节血糖和其他生理过程中发挥着重要的作用。GLP-1的作用是促进胰腺β细胞分泌胰岛素，同时还可以抑制胃酸的分泌。

3. 减少高糖和高脂肪食物的摄入

减少高糖、高脂肪食物的摄入，就是不给胖菌增殖的机会，同时还可以保持少糖、少盐、低脂的饮食习惯，让新鲜的、轻加工的食物吃到肚子里再去发酵，能降低对肠道微生物的伤害。

4. 补充益生菌和益生元

益生菌是对人体有益的活性微生物，能够调节肠道菌群，增加瘦菌菌群的比例和多样性。益生菌是个好东西，但我们的日常食物，如无糖酸奶、纳豆等食物中的益生菌，被胃部的消化酶侵蚀和分解后，最终能够"活着"到达肠道的益生菌少之又少，这也是为什么很多人说"补充益生菌是减肥最大的智商税"的原因。

补充益生菌当然不是减肥智商税，因为我们需要查看益生菌的来源、数量和活性是否靠谱，还需要给它一些辅助手段，就是同时补充益生元。益生元是能促进益生菌生长、繁殖的物质，虽然它不能被人体直接吸收，但可以作为益生菌的"养料"或"食材"，帮助益生菌在肠道中更好地活下来。很多益生元广泛存在于我们的天然食物中，如蔬菜、水果、全谷物和豆类，我们平常多吃就可以啦！

我们补充益生菌和益生元，让它们共同作用于肠道菌群，不仅能够控制肥胖，还能改善肠道的屏障功能，可以减轻我们体内的炎症反应，有助于养成易瘦体质。

酸奶红、黑榜

　　酸奶中含有丰富的益生菌，但很多酸奶是越喝越胖，因为我曾经做过测评。如果你喜欢喝酸奶，一定要学会区分酸奶的成分哦。

酸奶**黑榜**

 第一类：糖比奶多

配料：水、⋯⋯、⋯⋯⋯⋯⋯1%加利正氧肝菌、一球菌

配料表中的水的成分是第一位，其他的成分基本上是糖和添加剂，最后两位才是益生菌，这种酸奶喝下去后益生菌的数量完全不达标，但糖分和热量超标。

 第二类：含糖量过高

配料：牛乳、白砂糖、蓝莓果浆⋯⋯⋯1%加利正氧肝菌、一球菌

市面上很多的芦荟酸奶、红枣酸奶，配料表里排名第一位的是生牛乳，但紧接着生牛乳的白砂糖和蓝莓果酱都是糖，1杯下去相当于两碗米饭。

酸奶**红榜**

 强推荐：纯酸奶

配料：生牛乳≥99%⋯⋯⋯⋯⋯1%加利正氧肝菌、一球菌

类似这样的纯酸奶，配料表里排名第一位的生牛乳的占比最高，其他的都是有益菌群。每天适当喝1杯可以促进消化，刺激胃肠蠕动，调整肠道环境，还可以补充蛋白质和钙。

 推荐：0蔗糖、添加代糖的酸奶

配料：生牛乳≥98%⋯⋯⋯⋯⋯1%加利正氧肝菌、一球菌

如果接受不了纯酸奶的口感，可以选择生牛乳占比≥80%的这一类酸奶，一天的摄入量不要超过1杯。

　　除了以上的一些技巧，规律的进餐时间和适当的运动也有助于调理肠道环境。

　　调节肠道健康就像是每天给我们身体的"垃圾站"做大扫除，只要清扫得当它就能一直良好地运作。帮助瘦菌打败胖菌其实一点也不难，因为"万胖始于肠道"，但肠道的保护，始于你的下一口食物。

睡个好觉，
加速减脂

在帮助明星艺人减肥的时候，我发现明星的工作时间极其不规律，熬夜晚睡是常有的事。我总会跟他们说，"如果没办法保证规律的睡眠时长，那就保证每天睡的都是一个好觉。"

睡得好、躺着瘦，真的不是一句骗人的话。

1 10 个减肥成功的人，10 个睡得好

你知道每天多睡 1 小时会对减肥有什么影响吗？

2022 年，芝加哥大学医学院睡眠研究中心副教授 Esra Tasali 招募了 80 位志愿者，这些志愿者们需要满足超重和每天睡眠不足 6.5 小时的两项要求。Tasali 把他们随机分为 40 人的实验组和 40 人的对照组，通过给前者进行专业的睡眠咨询和个性化的建议，实验组 40 人的睡眠时间每天增加了 1.2 小时，而对照组的睡眠时间不变。除此之外，所有志愿者的其他生活都按照日常习惯进行。

2周后的数据显示，实验组每天摄入的总热量和对照组相比减少了270千卡。按照这样的睡眠习惯，3年之后他们就能减掉12公斤。

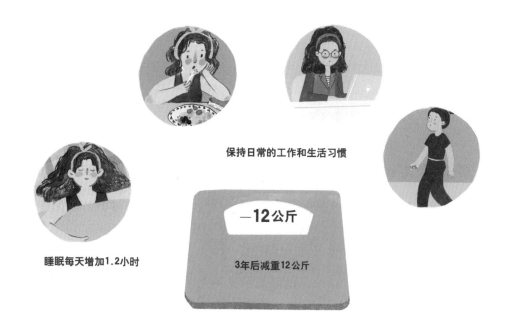

保持日常的工作和生活习惯

睡眠每天增加1.2小时

—12公斤

3年后减重12公斤

睡眠对减肥的影响显而易见。但很多人可能不理解为什么躺着不干活，体重也会往下掉。这就要从睡眠的生理机制来说起了。

首先，我们要知道睡觉也是一项活动，人只要在活动就会消耗能量。人在睡觉的时候，肉体虽然得到了放松，但身体的各部分器官却没有摆烂，比如消化系统还在加班处理你白天没有消化完的食物，中枢神经会和你的梦魇纠缠、搏斗。有研究表明，睡觉每小时能消耗48千卡热量，如果你是个50公斤的女生，每天睡够8小时，你大约能消耗400千卡的热量，相当于慢跑40分钟！

2 睡眠和它的激素朋友们

睡觉本身就是减肥，因为入睡以后，我们身体还会对一些激素产生影响，而这些激素本身也和减肥密切相关，所以睡觉和减肥这对CP确实应该锁死。

让我们来说说这些激素吧。

首先就是瘦素。瘦素能让人抑制食欲、增加饱腹感。简单地说是它在我们的身体里就像是食欲的守门员，当外界刺激攻打到你的眼前时，比如下班路过香喷喷的大排档，晚上刷手机时看到烧烤、小龙虾、五花肉的吃播等，此时，瘦素水平高的人可能只是随便看看，不为所动，但瘦素水平低的人可能就会无法控制，脑子里只有一个念头，"管不了那么多了，天王老子来了我今天也要做个快乐的吃货！"人在清醒的时候随时都有可能面临食欲的挑战，所以瘦素也是随时在线工作，想想它的工作就觉得累。那它在什么时候补充动力呢？答案就是在人睡觉的时候。

人的睡眠会直接影响瘦素的工作效率。睡眠不足，瘦素水平就会受到抑制。研究数据显示让12位年轻的成年人每天只睡4个小时，结果发现他们的瘦素分泌水平平均下降了18%，瘦素变少了，充满危机感的瘦素就会给大脑传递求救信号并告诉大脑——你饿了。这种饿还不是一般的饥饿，它是一种结合了"馋"的饥饿！普通的食物是满足不了它的需求。瘦素降低，人对高碳水化合物和甜食的欲望就会迅速提高，对别的食物的兴趣一般，就想翻烤肉、炒饭、炸鸡、蛋糕、含糖可乐、大杯奶茶的牌，长此以往，易胖体质也就离你不远了。

所以想要让瘦素稳定地分泌，守好我们食欲的大门，就一定要保证良好的睡眠。

为什么人醒着就会一直想吃东西呢？

这可能和人类的进化有关。在原始社会，我们需要时刻保持清醒来预防野兽和敌人的偷袭，在这个追求清醒的过程中，人类逐渐发现了吃高热量、高碳水的食物，因为它们能让自己的精神更好，毕竟葡萄糖是大脑和神经系统的主要供能来源。

还有一种说法是人之所以醒着就嘴馋，可能是因为我们的大脑存在着一个奖赏系统，睡眠不足就会降低奖赏系统的阈值。也就是说当我们觉得自己没睡好时，下意识的就会通过吃更多的食物来奖赏自己，满足自己没睡好的心理需求。

和瘦素对应的另一种激素叫饥饿素。饥饿素是由胃底的黏膜分泌的一种脑肠肽[①]，能够促进生长激素的分泌。身体里的瘦素负责控制食欲、增加能量消耗；饥饿素则负责增加食欲、减少能量消耗和促进脂肪的储存。你可以理解为饥饿素的水平越高，人的食欲就越好，就越容易感到饥饿，人也会不

注：①脑肠肽是在脑和胃肠道中双重分布的肽类，在调节胃肠功能及参与中枢神经系统的活动中起着重要的作用。

自觉地吃得更多，进而越来越胖。

所以，睡眠不足时瘦素水平会降低，同时人体内的饥饿素水平反而会升高，两者双管齐下、相互作用。因睡不好导致食欲大增的现象对控制体重非常不利。

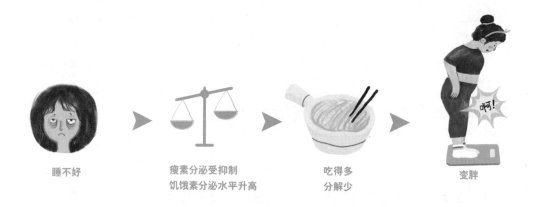

睡不好　　　　瘦素分泌受抑制　　　　吃得多　　　　变胖
　　　　　　　饥饿素分泌水平升高　　　分解少

此外，睡眠不好还会让人感到情绪不佳，继而产生压力，而所有的压力都会反馈在皮质醇水平上，皮质醇是一种压力荷尔蒙，压力越大，皮质醇水平就越高，皮质醇水平一旦上升，身体就会开启储存模式导致脂肪堆积和代谢降低，所以人看上去会越来越"胖"。

睡眠不好还会影响身体对胰岛素的反应。睡得不好，胰岛素的敏感性就会降低，从而引起胰岛素抵抗，进而引发血糖不稳定，导致减肥变得难上加难。

除了以上这些，睡眠还和我们的胃泌素、肾上腺素、生长激素有着密不可分的关系，它们是一个整体，互相协调，一起来管控我们的体重。

睡眠质量自测 Tips

结合下面几项，判断自己是否睡了一个好觉。如果以下几项均有障碍，那么正在减肥的你就需要改善睡眠的质量了。

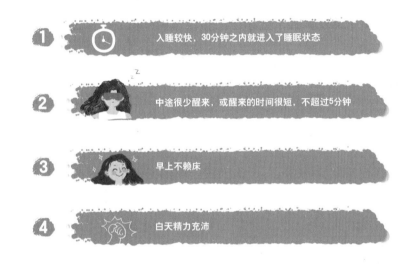

1. 入睡较快，30分钟之内就进入了睡眠状态
2. 中途很少醒来，或醒来的时间很短，不超过5分钟
3. 早上不赖床
4. 白天精力充沛

3 如何提高睡眠质量

关于如何提高睡眠质量，我结合自己的经验给大家总结了一些在生活中比较容易执行的方法。

白天

1. 不赖床，尽早晒太阳

我们醒来以后不要赖床，尽量在5 ~ 30分钟以内拉开窗帘接触阳光，唤醒身体。调查者做了一个很有意思的研究，他们发现在同一个公司里，靠窗能够晒到太阳的员工比晒不到太阳的员工平均每天晚上可以多睡46分钟。

2. 固定时间睡觉

别想着平常熬夜，周末或休息的时候可以补觉，事实上熬夜的人第二天都会很疲惫，生物钟也会紊乱。如果真的很难固定入睡和起床的时间，可以用手机软件设置闹钟来督促自己规律作息。这里分享一个心理小妙招，你可以在睡前给自己一点积极的暗示，比如"我已经困了，我将在XX点之前躺在床上，并很快就能睡着。"长此以往，你的身体就会养成固定时间睡觉的习惯。

3. 午睡不宜过长

午睡虽然有助于帮助我们维持下午的学习和工作精力，但时间不宜过长，20分钟左右就可以了。

4. 下午3点以后不喝咖啡和茶

咖啡因会使人的中枢神经兴奋，降低睡眠动力，其半衰期[①]为3 ~ 7小时，部分茶中也含有咖啡因，所以为了保证良好的睡眠，下午3点以后不要喝咖啡和茶，如果3点以后还是觉得困，可以喝杯水提提神。

注：①咖啡因的半衰期是指在体内，咖啡因含量减半所需的时间。

夜晚

1. 减少睡前电子设备使用的时间

手机、平板电脑、笔记本电脑等电子设备发出的光亮会抑制褪黑素的分泌，而褪黑素就像一把钥匙，能打开身体内部各项机能休眠的开关，帮助我们获得更高的睡眠质量。此外，电子设备上的很多内容也会使我们保持兴奋状态，不利于放松心情而影响入睡。

2. 保证一定的睡眠时长

正常的睡眠周期分为不断循环的5个阶段，分别是入睡期、浅睡期、熟睡期、深睡期和快速眼动期，每个周期的时间大约为90分钟。假设我们晚上睡够8小时，那我们的睡眠就要经历4 ~ 5个周期，也就是说，我们每个晚上通常要经历4 ~ 5次深度睡眠。

每个人对睡眠的需求不一样，但减肥期间我建议每天的最佳睡眠时长为7 ~ 8个小时，如果我们实在无法满足这个睡眠时长，就尽量安排午睡来为身体充电。

3. 增加一些睡前仪式

除了本身的内分泌或病理原因，还有很多人的睡眠障碍来自"想很多"，他们总觉得有事情没想明白，越想越睡不着，越睡不着压力就越大。其实，睡前增加一些配套的仪式对促进睡眠很有帮助，例如我自己，睡觉前我会打上一盆热水，舒舒服服地泡个脚，同时再敷个面膜，心情真的很放松。

你也可以给自己的睡眠增加独属于自己的仪式感，比如收纳、冥想、瑜伽、听舒缓的音乐、看书、写日记等，对促进睡眠都有不错的效果。

除了这些，食物（尤其是营养素）的选择也会影响我们的睡眠。

1. 色氨酸

适当吃一些富含色氨酸的食物，不仅能提高我们大脑中的色氨酸浓度，还有利于血清素和褪黑素的分泌，帮助我们调控情绪以促进睡眠。

食物推荐：

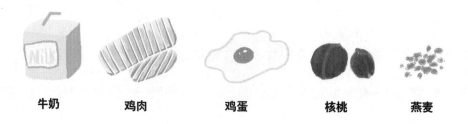

| 牛奶 | 鸡肉 | 鸡蛋 | 核桃 | 燕麦 |

2. B 族维生素

B族维生素在减肥过程中有非常积极的作用，它是天然的神经元因子，可以保护我们的神经系统，其中维生素B$_5$（泛酸）、维生素B$_6$在色氨酸转化为血清素和褪黑素的过程中都会起到辅助作用，从而帮助我们尽快入睡。日常生活中我们可以多选择一些五谷杂粮、全麦制品、胚芽米这些加工程度比较低的食物来补充B族维生素。

食物推荐：

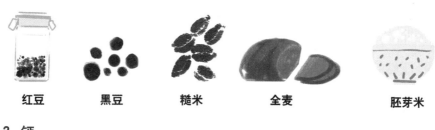

| 红豆 | 黑豆 | 糙米 | 全麦 | 胚芽米 |

3. 钙

缺钙的时候，我们的身体会发出神经紧张、疲劳难以缓解、睡眠质量下降的信号，还有研究发现慢波睡眠[1]依赖于神经元中的钙离子活性，和睡眠时长也有关系，所以钙从某种程度上来说掌控着睡眠。生活中，我们可以选择一些豆制品和乳制品来补充钙。

食物推荐：

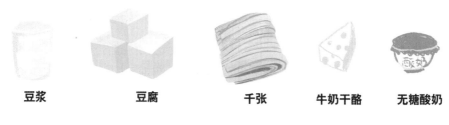

| 豆浆 | 豆腐 | 千张 | 牛奶干酪 | 无糖酸奶 |

4. 镁

镁是我非常看重的常量元素，因为它比较"矫情"，对我们的身体又十分

注：①慢波睡眠（Slow-wave sleep，简称SWS）:也被称为深度睡眠或深睡，是睡眠周期中的一个重要阶段。在这个阶段，大脑的活动显著减少，身体放松，心率和呼吸的速度放缓，对外界刺激的反应降低。慢波睡眠在恢复精力和体力的关键时期，对身体的生长和修复不可或缺。

重要，它既参与多种酶的反应，还对激素、骨骼、胃肠道的功能有影响。镁对睡眠的帮助也很大，因为它可以影响神经肌肉的兴奋性。当你睡不着的时候，大脑是不是异常的兴奋，而且根本停不下来？如果你经常遇到这种"兴奋"，你可以在睡前补充甘氨酸镁，或者在白天的饮食中多摄入镁含量高的绿叶蔬菜。

5. 茶氨酸

茶氨酸是茶树中含量最高的游离氨基酸。如果你一觉醒来感觉还是很疲惫，就像没睡觉一样，可以尝试补充茶氨酸，因为它对提高深度睡眠的质量有效果，我实测过而且真实有效。正是因为茶氨酸（尤其是L-茶氨酸[①]）有镇静安神的作用，所以近些年对其在改善睡眠方面的研究也越来越多。

因为肥胖的人更容易有睡眠障碍，比如严重地打呼噜，所以肥胖有可能引起睡眠呼吸地暂停。如果这种情况需要服药，那么一定要在专业医生的指导下进行。

我们探讨了睡眠与体重管理之间的密切关系，但并不意味着我们怕长胖就需要担忧睡眠质量，其实担忧不解决问题，只会更影响睡眠。大家不要害怕睡眠可能带来的"副作用"，但要知道睡好觉是一种预防肥胖和促进健康的有效手段，睡眠不仅仅是恢复精神和解除疲劳的好时机，它还是身体自我修复和调节的重要过程。

注：①L-茶氨酸：是一种具有多种健康益处的氨基酸，它在1950年首次从绿茶中分离得到，是茶叶中的一种特殊氨基酸，其具有多种生理活性作用，包括保护神经、降血压、抗氧化、增强机体免疫、改善认知等。

减肥
如何不垮脸

我曾经刷到过一个健身博主，他从90多公斤减到70公斤，肌肉线条练得特棒，体脂率超低，但评论区都在说他30多岁怎么看上去却像50多岁的人。

为什么有人瘦身成功了，却肉眼可见地衰老了？

1 减肥先垮脸，是真的吗？

减肥会甩掉脂肪，但我们身体里的脂肪是带有"一键消除"属性的，当你囤积在腹部、手臂、大腿、臀部的脂肪因为减肥而流失时，脸上的脂肪也会同时跟你说拜拜。

《整形与重建外科》杂志曾经发表过一项研究：脂肪能有效地支撑面部，而减肥会导致脂肪减少、收缩脸颊，所以人看上去就显老。除了脂肪，快速减肥导致的肌肉流失、水分减少、营养不良，也会让脸部的皮肤松弛和弹性减少。

如果你仔细地观察，你就会发现脸垮显老的人，往往是因为脸上的3条纹路非常明显，它们分别是泪沟、印第安纹和法令纹。

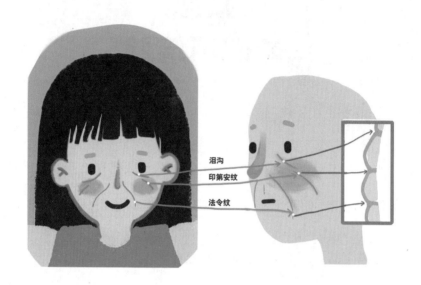

2 如何减出"紧致脸"

有人可能会问到底有没有减肥但不垮脸的方法？医美、护肤是不是能行？其实，它们也不是不行，但作为一名营养师，我还是愿意给大家分享更容易坚持，能由内而外的让你看上去更年轻、自然的方法。其实当你了解了如何拯救垮脸的秘密，吃出紧致脸是完全有可能做到的。

首先，一定要吃脂肪。

脂肪的重要性在本书的第二章有详细讲解（见p90～p97），它在保持皮肤的健康中也担任着关键的角色。想要减肥不垮脸，脂肪一定要吃够量。

很多对我们身体有利的维生素都是脂溶性的，所以没有脂肪，它们根本无法在我们身体内发挥作用，而且脂肪也是维生素E的优质来源，女生如果不吃够脂肪，皮肤就会不够饱满、没有光泽、蜡黄干枯，年纪看上去"超级加辈"。

每天摄入足够的优质脂肪并不难，一小把坚果、每周吃2次深海鱼、早餐吃配上纯花生酱的吐司、炒菜用橄榄油、亚麻籽油，都是很好的选择。

解决了脂肪问题，我们再说说不垮脸的另一个秘诀：留住胶原蛋白。

胶原蛋白约占真皮层的75%，是皮肤的重要组成部分，它对皮肤有非常好的作用，如可以增加皮肤的弹性和光滑度、能唤醒沉睡的皮肤细胞；还能增加皮肤表浅损伤的自愈能力等。例如，同样是爆痘留下的痘印，胶原蛋白多的人的自我修复效率会更高。

胶原蛋白和脂肪一样，减肥过快都会导致其流失并加速衰老。补充胶原蛋白可以提升皮肤的弹性，减少皱纹，让人看上去脸不垮、更年轻。但胶原蛋白本身是一种劣质蛋白，人体对它的消化、吸收效率非常低，只有2.5%。是不是有人跟你说过多吃猪蹄、猪皮、鸡爪这些食物就可以补充胶原蛋白？可千万别这么做！因为这些食物产生的胶原蛋白并不能被人体直接吸收，而且它们本身含有大量的饱和脂肪酸，多吃不仅不能改善皮肤状况，反而会让你快速发胖。

想要有效地补充胶原蛋白，我们需要摄入优质蛋白，因为它们进入身体后被肠胃道消化分解，在人体内的利用率高达90%，最终才会合成更小分子的氨基酸。氨基酸是合成人体需要的胶原蛋白的重要基础材料。换句话说，氨基酸和脂肪一样，是保持脸部紧致的基础。所以，为了保证身体有富裕的氨基酸能够合成胶原蛋白，我们在生活中一定要吃够优质蛋白。

在本书的第二章（p84 ~ p87），我分享了食物中优质蛋白的来源，大家可以查看了解。

吃桃胶可以补充胶原蛋白吗？

市面上的很多商家会用各种噱头来推销号称可以补充胶原蛋白的产品，比如产地不同的银耳、桃胶、皂角米等，说它们可以补充植物胶原蛋白。事实上，这类产品的本质根本不是蛋白质，主要成分其实是多糖，是一种碳水化合物。它们不仅不能美容抗衰，也不能被人体吸收。

还有人会说，我平常的优质脂肪和优质蛋白质都吃够量了，鱼啊、肉啊一点没少吃，但减肥后还是垮脸了，这是为什么？这个时候你需要看看你的蔬菜的摄入是不是够量了。因为优质蛋白中的氨基酸在合成胶原蛋白的时候，需要由维生素C来辅助。若想要皮肤更好，我们在日常生活中可以加大蔬菜的摄入量，帮助优质蛋白赶紧工作。像芥蓝、彩椒、圆白菜、菠菜、西蓝花都含有维生素C，平常可以多吃。

除了蔬菜，水果中的猕猴桃、奇异果、圣女果、草莓等也是维生素C的暴发户，如果日常补充不足又没有饮食计划，也可以买一些维生素C片来补充。

为了减肥不垮脸，除了要学会正确的吃，我们还要学会抵御外界对皮肤的攻击。我把外界对皮肤的攻击主要分为两类：一类是糖；另一类是紫外线。

糖分进入我们的血液后就会像饥饿的野兽一样四处寻找可以吞噬的胶原蛋白，找到以后两者结合，生成一种不可逆的物质——AGES（糖基化终末产物）。这是一种会加速衰老和引起各种慢性疾病的东西，在皮肤上的表现就是让你看上去老得很快、色斑增多、肤色暗沉。

早控糖，不仅对身材管理有利，还能让你更健康、更美丽。下图中的添加糖要尽量避免摄入。

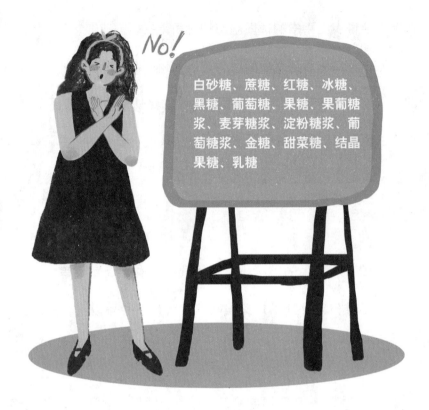

平常喜欢吃甜品和喝奶茶的女生，可以尝试逐步减少进食的次数，或者用低糖、无糖的甜品、奶茶来代替（自己制作也是一条思路）；另外还可以尝试新的味道，比如在食物里加一些肉桂粉、天然薄荷等，既满足口味的需求，又降低了对甜味的渴望，毕竟世界上好吃的味道真的很多啊！

让皮肤老化的另一个杀手是紫外线。紫外线对皮肤的伤害是累积的，它给皮肤带来的损伤有皮肤晒伤、皮肤老化、色斑和增加患皮肤癌的风险。

在我们的日常食物中，含有丰富番茄红素的番茄和彩椒，具有强大的抗氧化能力；坚果富含维生素E，有抗氧化特性；绿茶作为多酚类物质的代表，可以帮助减少日晒导致的皮肤损伤、松弛和粗糙的风险；蘑菇含有 β-葡聚糖，具有光防护功效，也可以降低因紫外线照射而导致的氧化。所以，多食这些食物，可以帮助我们自然抵御一定程度的紫外线伤害。

晒太阳本身不是坏事，因为和阳光接触能帮助我们的身体合成维生素D，提升睡眠质量，还能让人心情愉悦，所以我们要做好防晒但不要晒伤，要拥抱生活中美好的事物，因为一切习惯的养成都是为了变成更健康、美好的自己，过度关注细节反而会让你陷入矫枉过正的困境。

3 有效变美的其他思路

对于减肥的女生来说，想要进行垮脸自救，除了好好吃饭，还可以考虑搭配一些其他手段。我把给学员分享的经验总结为下面2点。

1. 练背

练背治垮脸你是不是有听说过？这是有一定的科学道理，因为练背可以锻炼颈阔肌群，颈阔肌群又可以带动整个面部肌群，从而让面部下颌线更清晰。练背不仅能让减肥后的你保持面部紧致，还能让你的仪态更挺拔。

练背也不一定要去健身房，在家用一条毛巾就可以搞定（在此基础上逐步适应之后，就可以去健身房借助器械，做一些力量训练了）。

正确的
背部发力姿势

15个/组，做3组

· 双脚打开与肩同宽，双手举过头顶
· 吐气，屈肘，双臂内收至身体两侧并夹
  紧，吸气还原
· 往下拉的过程中，肘关节尽量去找地面

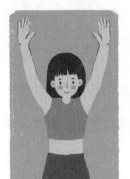
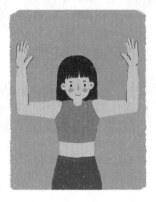
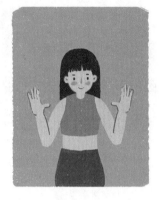

动作一
站姿拉背

20个/组，做4组

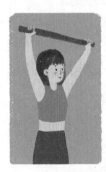

· 双脚打开与肩同宽
  把一条毛巾拉直，举过头顶
· 吐气，贴着后脑勺往下拉毛巾
  至肩胛骨的上缘
· 吸气举至头顶

动作二
俯身划船

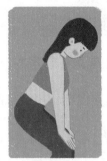

20个/组，做4组

· 双脚打开，与髋关节同宽

· 俯身屈膝(胸与地面约45°)背打直，
  小腿和地面垂直

· 双臂往两侧打开，保持向外拉伸的
  力量

· 吐气，双臂提拉至腹部，吸气还原

动作三
直臂下压

20个/组，做4组

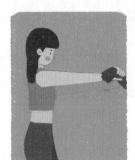

· 双脚打开，与肩同宽
  双手握毛巾，两手间的距离与肩同宽

· 收紧核心、吸气，双臂打直，将毛巾举至
  与肩同高

· 吐气，双臂打直，将毛巾往下拉至髋关节
  位置并持续往后走，给背部一个阻力，保
  持该姿势2秒钟

2. 适度有氧运动＋力量训练

大基数减肥者的垮脸程度普遍更明显，这是因为他们的脂肪和胶原蛋白流失得更快且量更大，所以他们配合运动减肥时，不要减得太狠了。尤其是只进行有氧运动的女生，要及时调整运动量，因为过度的有氧训练是会加速衰老的。

在减肥期间，我们可以每周进行 3 ～ 4 次、每次 30 ～ 40 分钟的有氧训练，像快走、慢跑、游泳、骑自行车这样的中、低强度有氧运动，都是比较好的推荐；如果在这个基础上，有精力和时间去健身房加上一些力量训练，重点训练我们的大肌群，如腿部、背部、胸部和腹部，因为这些部位的肌肉增加可以帮助我们提高基础代谢，增加更多地消耗，在保证减肥效果的同时又能保持身体的紧致。

在不影响身体健康的前提下，减肥如果要以牺牲皮肤状态或整体的幸福感为代价，我是坚决不推荐的，因为减肥不仅是数字上的减少，更是一场还原自己美丽的旅程，任何关于美丽的目标都应该用健康、平衡、无痛、好坚持的方法去完成，否则，我认为这个肥也不是非减不可。

05.

减肥后的世界

"我瘦到目标体重了，然后呢？"

瘦下来的女生也许有两种心态，第一种是如释重负，终于结束了严格控制饮食的阶段，达到了目标体重，接下来可以吃自己爱吃的、想吃的美食，放飞自我；第二种是不知所措，不想体重反弹，对热量精准计算，然后不断地反问自己，难道一直要这么有节制地饮食吗？

这两种情况都会得到一种结局：最后难以和食物和平相处，在反弹和节制中不断横跳。

我曾厌恶一句话：女生连体重都掌控不了，何以掌控自己的人生！很多女生因为这句"名言"拼了命地节食，认为体重一旦下去，自己的人生就会从此走向巅峰，但事实呢？即使瘦下来了，大家的生活好像并没有改变。我帮助过很多女生，她们确实减肥成功了，但并不会有人突然变身成为万众瞩目的偶像剧女主角或BOSS（老板），所以我们仍需要在日常的生活中学习、工作。

那改变身材、改变体重没有意义吗？随着我在营养学里钻研得越来越深；也随着我和几十万女生共同的减肥经历，我好像对这句话有了另一个层面的理解。

科学减肥成功后，我变得更加理性地看待这个世界以及一切事物，并且能有合理的判断和预期。我陪伴了很多减肥的学员，也有了自己的营养师团队，我相信"吸引力法则"还会帮助我吸引更多同样优秀的人才。

我现在是一名营养师博主，但不是每个人瘦下来后都要去做一名博主，比起减肥成功，我更希望大家能够正确对待减肥这件事，找到科学健康的方法，并沉下心来给自己一点时间去达成目标，在这个过程中需要养成规律、科学、健康的生活习惯，瘦下来后也可以把这种习惯延续下去。

很多人问我："修贤，我这么做了，那减肥后的世界到底是怎样的呢？"

有一句话我经常挂在嘴边——减肥，慢就是快。我是这句话忠实的拥簇者，因为我自己受益匪浅。

通过减肥，我不再为目标感到焦虑，我对待自己、工作、生活变得更有耐心、更平和了。我成了食物和时间的朋友，知道了科学的方法能产生多么神奇的魔力。当我遇到棘手的问题和情绪时，我不再粗暴地对抗，而是将这份精力花在了解底层逻辑上，因为这样才能找到事半功倍的方法，虽然时间可能较长，但这种思考的习惯一旦养成，获得的收益也会纷至沓来，最终我获得了更多，而这些都是时间回馈给我的礼物。

其次，我和减脂营里的学员一样，一旦减肥成功，我们都会感受到前所未有的自信心。这份自信心会潜移默化地成为肯定我们的心理预言。有句话说"有信念的人能面对任何风暴",因为减肥成功后积累的信念和经历,足以让我们焕然一新。我们不是随处飘荡的、一缕微乎其微的气流,但只要我们的内核稳定、强大,我们自己就是狂热、炽烈的风暴。

最后再说点我的心愿吧。

我之所以一直强调是健身和营养学改变了我,是因为我从小到大都是个坐不住的人,做任何事情都是3分钟的热度,很难有能让自己投入的事情,但是在健身和学习营养学并减肥成功的过程中,我发现原来自己也有喜欢和能投入的事情。为了达成目标,我愿意从头开始钻研,从最基础的理论开始,遇到任何问题都会思考"为什么""怎样去解决",在这个过程中我发现了很多乐趣。

我现在还保留着自己2018年,在微博后台回复大家关于健身问题的留言,因为它会经常提醒我分享正确的理念和方法,它们永远是我的初心。在作为博主和大家分享科学减肥方法的这条路上,我的周围一直有不同的声音,有负面评价,也有持续不断的质疑和攻击,但我不在乎这些,因为我一直都知道自己是谁,我在做什么,我为了什么而做,我将把我的初心当成我的人生事业来经营。

让我们一起做一个长期主义的人,做一件长期主义的事,交长期主义的朋友,成为更好的自己吧。

后记

修贤的放纵减肥 60 问

1. 减肥要在朋友圈立 flag（目标）吗？

爱立 flag 的人，可能就是减肥反复失败的人。某位心理学专家提到的"错误愿望综合征"，说的就是这些"屡败屡战，永远都在立 flag"的人，他们通过立新的 flag，来完成内心的救赎，并寄希望于外在刺激促成内在动力，以为我把减肥一事"昭告天下"，有外力督促了就能瘦下来，毕竟朋友们都在看着呢。但实际上，减肥这件事最终还是孤独的，不要让外力变成压力，要让自己身心松弛地悄悄变瘦，这样才可能会让减肥这件事变得容易一些。

2. 如何立不倒的 flag？

我们要制订一个切实可行、适合自己的减肥目标，而这个目标的实现不是靠自律，不是靠"苦行僧"般的严苛修行。我的很多学员只是想减肥后拥有甜甜的恋爱，想拍婚纱照，想变美变好，于是就有了欲望转化的减肥动力，有了动力后就可以实操了。首先，先了解自己的身体数据，空腹称重并测量围度，拍正面、侧面、背面的三视图；其次，制订一个较为合理的减肥目标，以每周 0.5 ～ 1 公斤为好，切记不要贪图快速掉秤，因为它会让你身心的压力倍增，得不偿失。你需要准备好 1 个大水杯，1 个分格盘，按照你从本书里学习到的放纵饮食法的逻辑，每餐参照"211 法则"，多喝水，好好吃饭。减肥是一件"长期主义"的事情，越温和、越慢、越容易成功。

3. 要不要找减肥搭子？

如果你缺乏自控能力，而恰巧你要找的减肥搭子有比较好的行动力和执行力，那两个人一起互相督促、分享、打气加油，未尝不可。如果对方比你还懒惰，又总是"拖你下水"，那还是慎重选择。

4. 减肥可以不痛苦吗?

减肥靠"坚持"是痛苦的，靠"极度自律"是难上加难。只有把减肥变成你新的生活方式，融入、适应并形成新的习惯，成为日常生活的一部分，才有可能"去阻力减肥"并执行下去。当你避开了减肥的坑，扫除了减肥的雷，获得了让身心自由健康的新认知，减肥就不再是一件痛苦的事了。

5. 减肥时期容易发脾气、暴躁是怎么回事?

想想是不是没吃够主食，是不是在节食呢? 主食摄入不足、血糖降低时，大脑的能量供应不足，会影响神经递质的正常功能，从而使人的情绪变得不稳定，容易烦躁和发脾气。从心理层面上来讲，减肥往往需要打破原有的生活习惯和饮食模式，确实会带来一定的心理压力。如果我们长期处于这种压力状态下，人的情绪调节能力可能会下降，容易出现负面情绪。如果我们在短期内没有看到明显的体重下降或身材变化，可能会产生挫败感和焦虑感，进而引发暴躁情绪。

6. 怎么解决减肥期间的情绪暴躁问题?

首先，保持饮食的均衡和规律，避免过度节食，确保摄入足够的蛋白质、碳水化合物、膳食纤维和健康脂肪，以稳定血糖水平；其次，学会调整心态，给自己设定合理、可行的减肥目标，不要过分追求短期内的快速减体重，接受减肥是一个循序渐进的过程，注重身体的整体健康和体型的逐渐改善，而并非仅仅关注体重的数字；再者，通过适当的方式释放压力，例如进行瑜伽、冥想、深呼吸练习，或者听音乐、阅读、散步等；最后，保持充足的睡眠也非常重要，睡眠不足会影响情绪和激素平衡，尽量保证每天 7 ～ 8 小时的高质量睡眠。

7. 不吃晚餐能减肥吗？

不吃晚餐是想减肥的人常见的策略之一，确实有一些人拿到了减肥结果并在社交平台发帖"报喜"。如果不吃晚饭，保持较长时间的空腹期，能忍饥挨饿，确实会掉秤，但这事不可能长久。长期不吃晚饭，会拉低身体的基础代谢，当你饿着肚子，心情烦躁，又忍不住晚上或者半夜"偷吃"，最终会导致严重的暴食。这也是很多人反复减肥失败的原因之一。把一日三餐的家常便饭合理搭配，吃成健康美味的减脂餐并不难，因为生活化减脂才是能持续、健康瘦下来的根本奥义。

8. 晚餐只吃水果能减肥吗？

不能。因为水果富含维生素、矿物质和膳食纤维等营养成分，而多数水果的热量相对较低，长期食用水果当晚餐容易造成营养不良。如果过量食用水果，尤其是一些高糖水果，如香蕉、榴莲、荔枝等，可能会摄入过多的糖分，导致热量超标反而不利于减肥。此外，果糖的过量摄入更容易形成内脏脂肪。所以仅依靠吃水果减肥，容易造成营养不均衡，影响身体的健康。

9. 早上不饿，一定要吃吗？

不吃早餐其实是不利于减脂的。首先，不吃早餐不利于我们血糖水平的稳定，因为经过一夜的空腹，长时间未进食的状态并不利于我们肌肉的维持，反而容易造成肌肉的流失，降低我们的基础代谢。其次，为了减肥而不吃早餐，在午餐时间就会更加饥饿，有可能让你吃下更多的食物，摄入更多的热量！如果不吃早餐，人体就没有充足的能量，容易导致大脑缺氧而无法正常工作和学习。所以好好吃早餐的人一定是懂得好好生活的人，那么，让我们为了自己的健康，养成好习惯吧。

10. 为什么减脂期可以吃西瓜？

西瓜的GI虽较高(72)，但碳水化合物的含量较低，所以摄入少量的西瓜，对血糖水平的影响并不大。每100克西瓜的碳水含量约7克，GI是5，小于10，食用后对血糖的影响不明显，所以减脂期一天可以吃100～200克西瓜。

11. 水果吃起来越甜，糖含量就越高吗？

不是！水果的甜味主要来自其中的天然糖分，主要是果糖、葡萄糖和蔗糖。不同种类的糖的甜度不同，常温下，其三者的甜度比较依次是果糖＞蔗糖＞葡萄糖。这3种糖在不同种类以及不同成熟度的水果中的含量组成也不同，同时甜味还受到其他味道的影响。一般来说果糖的含量越高，吃起来会越甜，但除了果糖外，葡萄糖和蔗糖也是不可忽视的，虽然它们的甜度有差异，但热量却是一样的。有的水果会用酸味来伪装自己，比如山楂、百香果等，它们的含糖量也不低，但山楂的含糖量达到了22%。

12. 晚上饿了能吃东西吗？

听劝，咱不吃。如果饥饿难忍，影响睡眠或导致身体不适，可以适量吃一些低热量、高纤维、饱腹感强且消化相对较慢的食物，比如1小份水果（如苹果、梨、草莓）、1小把坚果（如杏仁、巴旦木）、1杯酸奶或1小碗燕麦片。然而，如果经常在晚上有饥饿感，可能需要复盘一下白天的饮食结构和食物摄入量是否合理，是否做到了三餐规律且营养均衡。需要注意的是如果晚上进食过多或选择高糖、高脂肪、高盐的食物（如甜点、零食、麻辣小龙虾等），容易导致热量的摄入超标，以扰乱代谢，增加体重，还可能加重肠胃负担影响睡眠质量。

13. 怎么分辨是饿了还是馋了？

饿了，可能先从胃里发出轻微的咕噜声，然后发展为胃部的空虚感、隐痛感，甚至可能伴有身体乏力、头晕等症状。饿的时候不挑东西，都能吃，且以饱腹为优先。嘴馋则通常来得比较突然和强烈，没有明显的身体前驱信号，更多的是一种心理上的冲动，更倾向于选择高热量、高糖分、高脂肪或者具有特殊口感的食物，比如巧克力、薯片、冰淇淋等，这些食物往往能带来即时的满足感，这种现象是我们经常说的"情绪饥饿"，通常是由压力、焦虑、无聊、悲伤、愤怒等情绪触发，以吃东西来试图缓解或逃避这些负面情绪。

14. 总忍不住"偷吃"怎么办？

先分辨一下是饿了还是馋了。如果是饿了，可以适当加餐，以低热量、高蛋白的食物为主。"偷吃"后第二天的饮食安排要保证主食、蛋白质和膳食纤维吃够量，适当增加饱腹感强的食物，多喝水，"吃饱了才有力气减肥"真不是开玩笑。如果是馋了，且越吃越馋，很有可能是"食欲传感器"被干扰了，因为它在不断地给大脑发出信号——你快去吃点啥。纠正"食欲传感器"的有效方法，就是在你想要偷吃的时候去运动20分钟，让身体微微出汗即可，当食欲传感器正常了，你就只会想吃身体需要的食物了。

15. 暴食后第二天断食，可以吗？

第二天正常吃饭，多喝水，好好吃饭，不要有补救和愧疚心理，迅速让自己"步入正轨"。

16. 放纵饮食法是什么都能吃吗？有没有必须要戒掉的食物？

酒精、反式脂肪、过量添加糖、糖油化合物、超精加工食品，这些最好不要碰。假如馋蛋糕、甜品了，可以适当吃一点成分干净的甜品，比如动物奶油蛋糕，能满足一下口腹之欲，增添一些好心情也是可以的，但1天之内的食物总热量的摄入不要超标。

17. 生理期随便吃，不会胖吗？

不是！但会吃就能使减肥的效率翻倍。生理期的前1周，因为激素波动会有想吃甜食的渴望，这个时候我们可以多吃高钾食物，比如橙子、土豆、草莓、柚子、蘑菇等。生理期的头几天，可以多吃高镁、高钙的食物，比如坚果、绿叶蔬菜、豆类、茄子、牛奶、黑巧克力等，也可以多补铁，比如猪肝、鸭血、木耳等。姨妈期结束的第一周是减肥的黄金期，哪怕只是慢走，消耗的能量都比平时多，所以这时可以增加运动哦。

18. 为什么生理期前会食欲大增？

生理期的前1周，随着雌激素水平的下降，人体的饱腹感减少，饥饿感就会增加。生理期前的血糖波动受黄体素影响，会明显感觉食欲大增，尤其是想吃甜食，其实可以理解为生理期的身体缺少能量，大脑提醒你需要补充能量，这就是为什么生理期经常会感觉肚子饿、想吃高热量食物的原因。因此，想要成功减肥，生理期的食物选择也很重要！生理期推荐吃低脂的优质蛋白质，如瘦肉、虾、豆腐等，还可以适当摄入猪肝、鸭血等来补铁。

19. 为什么努力运动了还是瘦不下来？

大多数人把运动和绝对能瘦画等号，所以期待值拉满，一旦发现自己很努力地运动了但还不瘦，心情就会跌入谷底。但其实7分是吃，3分才是练。如果每天摄入的能量过多，或者吃得太少，三大营养素如碳水、蛋白质、脂肪的摄入不足，即使进行大量运动，减肥也难有成效。再者，如果你平时不运动，开启减肥计划后运动量突然增加，身体便开启了"过量补偿"机制，开始给你储存水分和糖，所以短时间内你的体重不会有变化。

20. 懒人要选择什么运动？

如果你平时没有运动习惯，自控能力也一般，减肥一开始就想着运动和饮食两手抓，可能会导致减肥失败哦，因为运动强度一旦上去了，身体适应不了，就会难以坚持，掉入情绪洼地。但是，极容易操作的"碎片化运动"是可以坚持的，比如选择能走楼梯的低楼层而不坐电梯、能用步行时尽量不开车、下楼取快递、多喝水上厕所、收拾房间等，都能在无形中增加能量的消耗。此外，选择自己真正喜欢的运动，不和自己做对抗也很重要。比如你喜欢宅家睡懒觉，下定决心早起跑步但又做不到，那就在瑜伽垫上做拉伸也是挺好的。

21. 运动是有氧好还是无氧好？

常见的有氧运动，比如跳绳、跳操、游泳、骑自行车、快走、慢跑等，主要依赖氧气来进行能量供应，侧重于心肺健康和运动的持久力。无氧运动，也就是常说的力量训练，主要依赖肌肉内的糖原进行能量供应，比如健身房撸铁、拳击、普拉提等。有氧能降体脂减重，无氧能塑形增肌，两种类型的运动对身体都有不同的好处，科学合理的运动规划，一般来说是热身→无氧→有氧→拉伸。无氧、有氧的先后顺序也不必纠结，对运动新手来说，能动起来就非常好了。

22. 运动一定要 30 分钟以上才能消耗能量吗？

即使我们在安静的睡觉，坐着打游戏，下楼取快递，都是在消耗热量的。而你在进行跑步、跳操等有氧运动时，都是从一开始就燃烧脂肪、供给能量，并非在运动 30 分钟后才开始。

23. 建议早上空腹运动吗？

因人而异。在经过一夜的睡眠后，身体的肝糖原储备相对较低，此时进行运动，身体可能会更快地调动脂肪作为能量来源，从而增加脂肪的消耗比例。然而，早上空腹运动也存在一些潜在的问题和风险，由于没有进食，身体可能缺乏足够的能量供应，容易导致疲劳、低血糖，影响运动的表现，甚至可能出现头晕、心慌等不适症状。对于患有糖尿病、心血管疾病等基础疾病的人群，空腹运动时可能风险更高。如果你选择早上空腹运动，建议先进行适度的热身，运动强度不宜过大，运动时间也不宜过长。对于大多数人来说，在运动前适当进食一些容易消化的食物，如 1 片天然的、无添加的全麦面包、1 杯无糖酸奶等，可能是更安全和有效的选择。

24. 晚上大量运动后就可以大吃大喝吗？

无论是否为了减肥，都不建议晚上大量运动后大吃大喝。大量运动后肠道的蠕动减慢不利于消化，此时需要更多的休息，这个时候食物增量可能会引起消化不良，肠胃不适，睡前进食过多也容易造成晚上的睡眠质量变差甚至失眠。

25. 减肥、减重、减脂有区别吗?

减肥是包含减脂的期望。减重是减掉整体体重，包括肌肉、脂肪、水分的减少。减脂是减少身体的脂肪含量，同时保留或增加肌肉质量，其关键指标是体脂率的下降。

26. 吃一顿大餐胖 1.5 公斤怎么办?

偶尔吃大餐导致的体重增加不用担心，增加的大部分都是水分和食物残渣或摄入了过多盐分造成的体内水分潴留。很多人觉得多吃一点就胖回来了，于是非常焦虑，其实，减肥期放平心态最重要。

27. 减肥期间好好吃饭了，运动了，体重反而重了?

体重不是唯一的评判标准，也得看体脂率、围度。如果在减肥过程中增加了力量训练，那么肌肉的质量就会增加，而肌肉的密度是脂肪的 3 倍多，所以可能会导致体重上升，但这其实是一种良好的变化。短期内摄入了过多的高热量食物，或者盐分摄入过多导致水分潴留，也会引起体重的增加。身体在某些情况下可能会储存更多的水分，例如生理期前后、睡眠不足、压力过大等。出现这类情况时，可以综合考虑一下是哪个因素影响了体重，不必焦虑。

28. 体重多久称一次比较好?

很多减肥反复失败的人，一定踩过的坑就是被体重数字牵着跑，因此感到焦虑、迷茫，直到失去信念，下一轮又周而复始。实际上，体重在一天内可能会因为水分摄入、排泄以及食物残渣等因素而有所波动，所以不要因为短期内的小幅度波动而感到过分焦虑或沮丧，较为温和的体重管理是每周称1～2次体重就足够了。

29. 减肥不只看体重，那还看什么呢？

首先，体重的减轻可能不仅仅是脂肪的减少，还可能包括水分、肌肉的流失。如果在减肥过程中过度节食或进行不恰当的高强度运动，可能会导致肌肉量下降，这对身体的健康无益。即使体重没有明显变化，但身体的脂肪比例可能在下降，肌肉比例在增加，这意味着身体变得更加紧实、健康，代谢也会随之提高，更有利于长期的体重管理。此外，身体围度的变化，如腰围、臀围、大腿围等，也是衡量减肥效果的重要指标。所以，减肥不要天天紧盯体重秤，而应综合考虑身体成分、围度、健康指标等多方面的变化。

30. 什么样的体重曲线才是合理的？

体重数据不可能直线下降，但会呈现出螺旋式下降，数字的上下波动是正常的。体重数据是下降两三天，平衡一两天，体重继续下降，继续平衡，这是减肥期常见的现象。

31. 四肢不胖、肚子胖怎么办？

这是苹果型身材，多是由于内脏脂肪超标啦！研究表明，内脏脂肪的代谢活跃性要高于皮下脂肪，也就是说内脏脂肪其实是更容易被消耗掉的。改变饮食结构是最有效的瘦肚子的方法，拒绝反式脂肪、高糖水果、糖油混合物，多吃白肉，比如鸡肉、鱼肉、虾肉等，适量补充Omega-3，一周吃1～2

次深海鱼（三文鱼、金枪鱼、鳕鱼等）或者适量补充亚麻籽粉、亚麻籽油，同时吃10克坚果，比如杏仁。瘦肚子真的没有想象中难！

32. 3 大营养素的热量怎么计算？

1克蛋白质提供的热量为4千卡，1克脂肪是9千卡，1克碳水化合物是4千卡。

33. 每一餐都计算热量有助于减肥吗？

只要掌握了热量判断的基本常识，就不需要"斤斤计较"热量的摄入了。每天严格记录食物的热量，只会让饮食变得复杂，徒增时间和心理成本。

34. 包装类食物怎么看热量？

我国营养成分表上的能量（热量）是用千焦表示的，而生活中我们用得更多的是卡路里（千卡／大卡／卡），它们之间的换算关系是1千卡＝4.184千焦。如果1袋食物是250克，包装上标注的能量为每100克是2064千焦，那么，热量的计算方法就是2064÷4.18×2.5，得到的数值就是卡路里热量。

35. 减脂期间怎么看配料表？

学会看配料表有3个步骤。一是看顺序，配料表的前3种成分，基本上是代表着这个食物的主要成分，排在第一的就是含量最多的，按照顺序依次递减。比如你买的全麦面包，配料表排第一位的是小麦粉，那么它就不是真全麦面包，要慎重选择。配料表的前3项中，如果有白砂糖或者蔗糖、果糖糖浆、植物油，也要慎重选择。二是看长度，配料表越短，其成分越简单；三是看成分，反式脂肪酸、防腐剂、人工色素、甜味剂都不适合经常吃，这些配料表的成分看上去很"天书"，记不住也没关系，平时多看、多辨别自然就熟悉了。

36. 什么是添加糖？常见的添加糖有哪些？

食品添加糖是指人工加入到食品中的糖类，具有甜味特征，包括单糖和双糖，常见的食品添加糖有蔗糖、果糖、葡萄糖、果葡萄糖浆等，常用的白砂糖、绵白糖、冰糖、红糖都是蔗糖。添加糖主要来源于加工食品，包括含糖饮料、糕点、饼干、甜品、冷饮、糖果等，部分来源于烹调用糖，如糖醋排骨、冰糖银耳羹等。

37. 出汗越多，减肥效果越好吗？

不是！大部分的脂肪是通过呼吸排出去，而出汗主要是身体调节体温的一种方式，当环境温度较高、进行剧烈运动或处于紧张状态时，身体会通过出汗来散热。在运动过程中出汗较多，可能会让人产生体重减轻的错觉，但这时减掉的主要是水分而非脂肪，一旦补充水分，体重就会很快恢复。

38. 减肥时如何解决便秘问题？便秘吃香蕉真的管用吗？

一般来说，多多摄入高纤维食物确实能够解决便秘的烦恼，因为膳食纤维会让粪便膨胀，刺激肠胃蠕动，达到润肠通便的效果。但是，香蕉里的膳食纤维少得可怜，100克香蕉里只含有1.2克的膳食纤维，比梨还少。根据中国营养学会的建议，成人每日应摄入25～30克膳食纤维，相当于至少要吃20根香蕉，而且，香蕉在没成熟的情况下，它含有一种叫做鞣酸的物质，鞣酸对消化道有非常大的收敛作用，能减少胃肠液分泌并抑制蠕动，反而会加重便秘。那便秘如何解决呢？我们的主食选择粗粮，也可以增加可溶性纤维的摄入，如水果、蔬菜、豆类、坚果等。一定要记得每天喝2升左右的水，同时避免久坐，这样才能改善我们的便秘。

39. 多拉粑粑能减肥吗？清宿便和减肥有关系吗？

不能哦！粑粑的主要成分70%都是水，剩下30%才是食物残渣、细菌、脂肪等。医学上其实并没有"宿便"这个概念，正常人从进食到排便的过程中，食物被吸收后，残渣慢慢转变为排泄物，最终被人体排出。正常情况下，便便不会大规模的存积在肠道中。当你的蔬果和水果的摄入不足时，一些食物残渣可能会沉积在大肠中，但只要喝足量的水，多吃高纤维食物就可以解决这个问题了。

40. 喝黑咖啡就能减肥吗？

1杯黑咖啡只能短暂升高19～79千卡的代谢，下楼取趟快递就都能消耗完。1杯浓咖啡有60毫克的纯绿原酸，而每天至少摄入510.6毫克绿原酸和121.2毫克咖啡才能达到代谢效应，换句话说，每天至少喝8.5杯浓咖啡才能达到减肥效果，那谁能忍受一天的8杯水全是咖啡呢。另外，大量的咖啡因摄入有损健康。

41. 代餐粉有用吗？

代餐实际上是工业提取的一些营养素的集合体，没有天然食物健康。且大部分代餐的热量并不低，饱腹感不强，会让你饿得更快，也会给身体传输"我在节食"的信号，不利于养成健康的饮食习惯，很容易复胖。一日三餐吃好吃饱，就不需要补充任何形式的减肥产品了。

42. 要严格记录食物的热量和一天的总摄入量吗？

如果不是有特定的健康问题，其实是不用的，这样做除了让你更焦虑而没有什么其他的作用。更不要带食物秤吃饭，学会了科学的饮食逻辑和食物的合理搭配，养成易瘦体质是迟早的事，松弛的、心情愉悦的减肥才是可持续的。

43. 减肥期间喝脱脂奶好吗？

脱脂牛奶的热量低，但减肥期间更推荐全脂牛奶。全脂牛奶是天然的牛奶，而脱脂牛奶是加工牛奶，脱脂牛奶在脱去脂肪的同时，也脱去了维生素A、维生素D、维生素E、维生素K等脂溶性维生素，其营养、口感和饱腹感也不如全脂牛奶。100毫升全脂牛奶的脂肪含量约为3克，平时少吃几片薯片就都"补"回来啦！控制好量，每天250毫升，减脂期喝全脂牛奶不要有负担。

44. 燕麦奶、杏仁奶、椰奶等植物奶可以替代牛奶吗？

植物奶，可以准确地叫"植物蛋白饮料"，就是用谷物、坚果、豆类等打成浆为主要原料的产品。大多数植物奶的蛋白质含量大幅低于牛奶，不强化的钙含量也很低。当然，严重的乳糖不耐受人群、素食主义者可以尝试植物奶。总体上能喝牛奶的人，还是不建议彻底放弃牛奶的丰富营养价值和优秀的钙，不同植物奶产品的实际营养价值差距也比较大，选购的时候可以问问营养师哦！

45. 减肥能喝酒吗？

不戒酒很难瘦！经常喝酒的人比不喝酒的人平均每个月多摄入2000千卡热量，酒精是纯能量型食物，1克酒精提供的能量是7千卡，相当于蛋白质/

碳水的 2 倍，再来点下酒菜，热量会迅速上升。酒精在体内代谢的过程，会影响肝脏的正常功能，使得脂肪更容易在体内积聚。酒精还会加速肌肉的分解，代谢也会随之变低，减肥效果自然受影响。酒精还会导致 B 族维生素等营养素的流失，得不偿失。长期大量饮酒还可能影响我们的内分泌，导致激素失衡，如影响胰岛素的敏感性，增加肥胖的风险。

46. 减肥放纵日怎么安排?

我的放纵饮食法，只要掌握好原理，火锅、麻辣烫、外食外卖都可以大胆地吃，吃自己爱吃的、想吃的食物心情才会愉悦。但如果你要安排放纵日，建议选择在平台期，因为身体会适应你减肥这一段时间的状态，如果长时间不吃高热量的食物，身体会认为你正在经历一次"饥荒"，从而导致代谢速率降低，进而导致减肥效果变差。在这种情况下，放纵餐就可以起到重新激活代谢速率的作用。一顿高热量、高碳水化合物、高脂肪的餐食可以刺激身体重新提高代谢，有利于更好地消耗脂肪，同时也可以缓解减肥过程中的压力和焦虑。在选择放纵餐时，应该注意以下几点：一次放纵餐不应该让你摄入超过正常摄入量 2 倍以上的卡路里；选择一些美味且营养价值较高的食物，例如蛋白质、纤维素等含量较高的食物；减肥放纵日每月不要超过 4 次，每次间隔时间不要少于 3 天。

47. 细嚼慢咽就可以减肥吗?

可以帮助减肥。观察一下身边的大体重人群，你就会发现他们的吃饭速度都很快。细嚼慢咽能够增加饱腹感，因为进食速度慢，大脑有足够的时间接收来自胃的饱腹信号，从而减少进食量。充分咀嚼可以使食物更容易消化吸收，减轻肠胃负担，提高身体对营养的吸收效率，有助于维持身体正常的代谢水平。我吃一口食物通常会咀嚼30下，你也来试试吧。

48. 减肥期间怎么吃蔬菜？

尽可能选择不同颜色、不同种类的蔬菜，以便摄入更多种类的营养素。例如，深绿色的蔬菜（如菠菜、羽衣甘蓝、芦笋等）富含叶酸和铁质，而橙色的蔬菜（如胡萝卜、南瓜、甜椒等）富含β-胡萝卜素和维生素C。建议尽可能选择低热量的烹调方式，如蒸、煮、烤等，避免使用油炸或深炒等高热量的烹调方式。

49. 坚果每周／每天建议摄入量是多少？

坚果的脂肪含量高，若不知不觉摄入过多，易导致能量过剩，所以要适量摄入，推荐每周50～70克（平均每天10克），相当于每天摄入带壳的葵瓜子20～25克（约1把半）、花生15～20克或核桃2～3个，食用原味坚果为首选。如果摄入过多，应减少一日三餐中其他食物的摄入。

50. 减少饮水量会减重吗？

不会！水是人体最重要的组成部分，水在维持体液平衡、参与机体的新陈代谢、调节体温以及润滑器官和关节等方面都起着必不可少的作用。脂肪的燃烧需要大量的水分，研究表明，饮水不足会降低机体的身体活动能力和认知能力，还会增加泌尿系统疾病的发生风险。

51. 每天吃沙拉能瘦吗？

不一定！并不是所有的蔬菜、水果的热量都很低，而且市面上的沙拉搭配的主食也会偏多、蛋白质会偏少，不能满足每餐营养均衡的需求，而且沙拉酱是一个隐形的热量高手，很多人会忽略，当低卡的沙拉搭配上高热量的沙拉酱，不但不能达到减肥的效果还会使人长胖。

52. 减脂期可以吃肉吗？

当然！多吃低脂肪高蛋白的虾肉、鸡肉、牛肉等，是有助于减脂的，且可以弥补减脂过程中肌肉的损失。如果长期不吃肉，会伴随着一些营养不良的症状出现，而且长期缺乏蛋白质，对身体健康也会有很大的危害，因为人体的生命活动是需要大量蛋白质来参与的。

53. 减肥可以完全不碰脂肪吗？

不可以！脂肪是人体运转的必需物质，除了提供能量，脂肪还是细胞的重要组成部分。即使你完全不摄入脂肪，摄入的碳水化合物和蛋白质也可能转化为脂肪，同样会导致肥胖，而且还可能导致营养不良。

54. 动物内脏类怎么吃？

我们常见的动物内脏食物有肝、肾、肺和肠等，这些内脏食物中含有丰富的脂溶性维生素、B族维生素、铁、硒和锌等营养素，适量摄入可弥补风味和日常膳食的不足，不过大多数内脏产品的胆固醇含量偏高，建议每个月食用动物内脏类食物2～3次，且每次的分量不要过多！

55. 果汁或果茶与奶茶相比，不容易长胖吗？

不一定！水果在榨汁的过程中，很容易损失膳食纤维和维生素，而糖分却很稳定，还变得更容易被人体吸收。市面上大多数的水果茶为了保证口感额外添加了大量的糖，如果我们一次性摄入大量糖分，胰岛素将加快分解、利用葡萄糖，促使血糖转化为脂肪而堆积起来。

56. 睡前泡脚有助于减肥吗？

睡前泡脚有一定的减肥效果。睡前泡脚时，热气会随着血液循环至身体的每个角落，可以促进血液循环从而加快人体脂肪的燃烧，进而有一定的辅助减肥作用，而且睡前泡脚，还具有催眠、助眠、提高睡眠质量的功效，对减肥期间的休息也很有帮助。

57. 睡觉的时候还会消耗卡路里吗？

会的！人在睡觉的时候，肌肉和大部分神经都处于低活动的状态，相对于人们在运动的时候，耗能相对减少，但是人体各脏器还是在持续运行的，例如在睡眠过程中，我们仍然在进行心跳、呼吸、新陈代谢、肠道蠕动等。所以，不用担心睡觉会停止消耗卡路里。

58. 可以局部瘦身吗？

减肥是一个全身性的过程，当我们在锻炼的时候，血液中的氧分浓度下降，血流速度会加快，全身的脂肪会一同被分解释放到血液中，运输到正在大量消耗肌糖原的肌肉中，也就是说，人体的脂肪是统一被调用，一起被消耗，并不存在瘦身的就近原则。只要是通过合理的饮食运动减肥，不管是做什么运动，刚开始的时候，腰、腹部减的幅度都是最大的，然后才是四肢和臀部。一般而言，腰围下降幅度会明显大于其他部位。因此，局部瘦身是不科学的说法。

59. 吃粗粮导致肠胃不适怎么办？

吃粗粮要遵循循序渐进的原则！

从相对好消化、让自己舒适的粗粮开始吃，比如小米。先少量加入，比如在大米中先混入1/10的粗粮作为起步，待肠胃适应了再继续增加比例，你也可以多花点时间烹饪，比如提前用清水浸泡一夜再烹饪，也可以用压力锅把粗粮彻底煮烂。

60. 怎么判断自己有变瘦的征兆？

不馋重口味食物、爱喝水、变身蔬菜狂魔、疲劳感减少、睡眠质量变好，这些都是身体给你的正向反馈，说明你的身体正在慢慢适应新状态，那你离瘦就不远啦。

图书在版编目（CIP）数据

放纵饮食法 / 修贤著. -- 北京 ：中国农业出社，
2024.12. -- ISBN 978-7-109-32770-2（2025.2重印）

Ⅰ.R155.1

中国国家版本馆CIP数据核字第2024LB9728号

中国农业出版社出版

地址：北京市朝阳区麦子店街18号楼

邮编：100125

联合策划：王贺春　熊　熠　周文婷　操　婷

责任编辑：全　聪　　文字编辑：陈亚芳

装帧设计：健萌设计部　李俏丹　刘淑娟　　责任校对：吴丽婷　　责任印制：王　宏

印刷：湖北嘉仑文化发展有限公司

版次：2024年12月第1版

印次：2025年2月湖北第2次印刷

发行：新华书店北京发行所

开本：787mm×1092mm　1/16

印张：16.75

字数：330千字

定价：78.00元